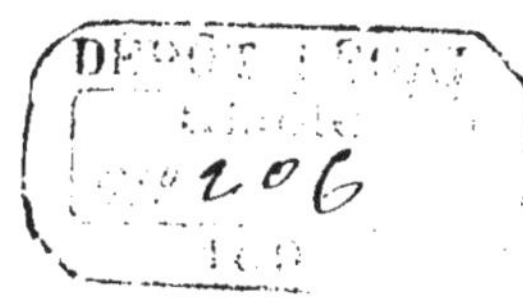

LES

TOXINES MICROBIENNES

CONTRIBUTION A L'ÉTUDE

DE LEUR ACTION PHYSIOLOGIQUE

LES
TOXINES MICROBIENNES

CONTRIBUTION A L'ÉTUDE
DE LEUR ACTION PHYSIOLOGIQUE

PAR

LE Dr JEAN ARTAUD

Ex-Interne des Hôpitaux et de la Clinique des Maladies d'Enfants
de la Faculté de Médecine de Lyon
Membre de la Société d'Anthropologie.

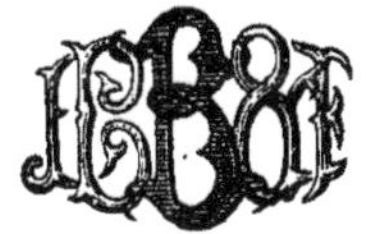

PARIS
LIBRAIRIE J.-B. BAILLIÈRE ET FILS
19, RUE HAUTEFEUILLE, 19

1895

INTRODUCTION

En abordant l'étude de l'action physiologique des toxines microbiennes, il semble que cette question, âgée de dix ans à peine, soit encore dans l'enfance.

Les rares mémoires importants consacrés à ce sujet, l'absence de monographie d'un des nombreux produits solubles aujourd'hui connus, paraissent confirmer cette notion du peu de progrès accomplis dans cette voie nouvelle. Mais feuilletons les Revues spéciales, interrogeons les comptes rendus de l'Académie des Sciences, les bulletins de la Société de Biologie, notre opinion changera. Depuis 1885, où la question est entrée franchement dans le domaine expérimental, que de communications, de notes présentées aux Sociétés savantes, cachant sous la sécheresse et la concision de leur forme, de longues, patientes et laborieuses recherches !

Dans cet amas de notes accumulées, quelle difficulté pour obtenir une vue d'ensemble ! Chaque auteur poursuivant un but spécial, expérimente avec une toxine différente, obtient des résultats, tire des conclusions, et ne s'inquiète nullement de l'hypothèse entrevue, des essais ébauchés par ses devanciers.

Des nombreux produits solubles étudiés au cours de ces dernières années, tous ont eu certaines de leurs propriétés, vaccinante, toxique ou prédisposante, nettement mises en lumière et définies ; mais combien peu ont inspiré des travaux complets, résumant l'ensemble de leurs actions physiologiques ! Toutefois, grâce à des recherches persévérantes, suivies pendant de longs mois, nous connaissons aujourd'hui jusque dans le détail le rôle joué dans l'économie par les produits solubles du bacille pyocyanique, du *staphylococcus aureus et albus*, des bacilles de Nicolaïer et de Koch.

Non seulement les propriétés générales de ces toxines, mais encore les caractères chimique et toxique spéciaux à chacune des substances formant la masse des produits solubles, ont été bien décrits et approfondis.

Depuis quelques mois, sous l'influence du regain d'actualité donné à la diphtérie par la serumthérapie, l'étude des toxines du bacille de Löffler est activement poussée. Chaque semaine presque apporte de nouvelles connaissances aux résultats déjà acquis, et bientôt le poison diphtéritique, sécrété par le microbe, sera définitivement connu et classé.

Ces toxines exceptées, on ne connaît des autres que certaines propriétés isolées qui laissent cependant entrevoir une grande unité dans l'action générale des produits solubles.

On le voit donc : l'action physiologique de ces produits est loin d'être encore élucidée. Poursuivant cette étude, et cherchant pour notre modeste part à compléter les notions déjà acquises, il nous a semblé qu'il fallait avant tout expérimenter avec des substances peu connues et résumer le plus grand nombre de leurs effets généraux et particuliers. Nous croyons fermement que cette intéressante question ne portera ses fruits dans le domaine pratique, que le jour où toutes les propriétés des sécrétions bactériennes propres à chaque germe seront définitivement éprouvées et classées.

Dès lors, il sera facile de comparer ces poisons, d'établir des groupements suivant leur communauté de caractère, de les opposer les uns aux autres. A ce moment, les sentiers obscurs encore et à peine battus d'une thérapeutique nouvelle ne s'ouvriront-ils point plus largement pour éclairer d'une lueur bienfaisante le sombre pronostic des maladies infectieuses ?

Aussi, dans le travail que nous présentons aujourd'hui, ne nous sommes-nous point préoccupé des toxines déjà étudiées avec plus ou moins de détails. Choisissant des produits solubles encore mal connus, nous les avons soumis à l'expérimentation, et nous apportons les résultats aussi complets que possible, qu'ont pu nous fournir une série d'expériences sur les sécrétions du *bacillus liquefaciens bovis*, du *bacillus heminecrobiophilus* et du *microbe de la morve.*

En recherchant les travaux publiés sur l'action des toxines microbiennes, grande a été notre surprise de ne rencontrer aucun index bibliographique sur cette question. Il nous a paru bon de combler cette lacune : c'est pourquoi nous avons fait précéder l'exposé de nos expériences d'un historique relatant chronologiquement les phases diverses traversées par le sujet, et nous consignons à la fin de cette thèse les auteurs dont les publications ont créé et édifié la question. Nous espérons ainsi avoir fait une œuvre utile en facilitant, dans la mesure de nos moyens, les recherches de ceux qui voudront aborder cet intéressant sujet.

Et maintenant il nous reste un devoir à remplir.

Parvenu au terme de nos études, jetant un regard sur les années écoulées, nous revoyons les Maîtres éminents qui nous ont initié à la pratique médicale, et prodigué les richesses de leur enseignement. Nous entendons encore leurs encouragements incessants, les conseils dictés par leur expérience, et l'exemple de leur dignité professionnelle, de leur dévouement, modèle toujours présent à notre pensée, sera le guide de notre conduite dans l'exercice de notre carrière.

Nous les prions aujourd'hui, d'accueillir avec la bienveillance qu'ils n'ont jamais cessé de nous témoigner, l'hommage de ce travail et l'expression de notre inaltérable et profonde gratitude.

C'est d'abord à la mémoire du Dr Paul Diday que nous adressons ces premiers hommages. Comment oublier cette physionomie expressive, empreinte de finesse et de bonté, que nous apprîmes à chérir dès notre première enfance ! Plus tard étudiant, puis interne, c'est auprès de son affectueux intérêt que nous puisions aux heures de découragement l'énergie nécessaire à la persévérance. Nous garderons à jamais le souvenir de ces causeries pleines de charme, provoquant la confiance, d'où, sous cette forme étincelante et précise dont il avait le secret, jaillissait le plus sérieux, le plus captivant et le plus pratique des enseignements.

Un autre disparu, dont le nom brille toujours d'un vif éclat dans les annales de la chirurgie lyonnaise, a droit à notre reconnaissance. A notre entrée dans le service hospitalier comme externe, Daniel Mollière fut notre premier maître. Nous n'aurons garde d'oublier ses cliniques originales, sa merveilleuse habileté opératoire, et surtout l'affection qu'il voulut bien nous témoigner.

Pendant notre dernier semestre d'internat nous avons eu l'honneur d'être l'interne de M. le professeur J. Teissier, médecin de l'Hôtel-Dieu, et les quelques mois trop vite écoulés, passés dans son service, compteront parmi les meilleurs de nos études médicales. A côté d'un enseignement clair, pratique, dénué de tout parti-pris et basé sur la clinique, nous avons trouvé chez ce Maître éminent une bonté, un dévouement que nous ne saurions trop reconnaître. Dans maintes circonstances ses conseils judicieux nous furent d'un précieux secours, et souvent il nous témoigna qu'il ne voyait pas seulement en nous un élève, mais encore qu'il voulait bien nous considérer comme un ami.

En acceptant la présidence de cette thèse, dont l'idée première lui appartient, M. le professeur Teissier a augmenté la dette de reconnaissance contractée envers lui. Nous le prions d'accepter ici l'expression de notre vive gratitude, et de croire que nous serions heureux de pouvoir la lui exprimer mieux que par de banals remerciements.

Au cours de l'année passée comme externe d'abord, puis comme interne auprès de M. Humbert Mollière, médecin de l'Hôtel-Dieu, nous avons apprécié les inépuisables qualités d'esprit et de cœur de ce maître si dévoué. Sa paternelle sollicitude nous a suivi pendant toutes nos études, nous n'aurions garde de l'oublier, et nous lui en exprimons toute notre reconnaissance.

MM. les professeurs Gailleton, J. Renaut et Poncet, MM. les professeurs agrégés Weill et Auguste Pollosson, MM. Clément et Drivon, médecins de l'Hôtel-Dieu, nous ont fréquemment donné des preuves de sympathie. Nous sommes heureux de nous les rappeler, à côté de leur enseignement théorique et pratique dont nous conserverons toujours le plus cher souvenir.

M. le professeur Crolas, M. le Dr Lacour, médecin honoraire des Hôpitaux, MM. Devic et Chandelux, agrégés à la Faculté, nous ont souvent témoigné des marques d'intérêt dont nous avons été vivement touché et que nous ne saurions trop reconnaître.

En nous ouvrant la porte de son laboratoire, en voulant bien s'intéresser à nos recherches et nous aider de son expérience, M. le professeur Arloing a acquis des droits à notre gratitude que nous lui exprimons pleinement.

Sans l'aide fidèle et éclairé de M. L. Guinard, chef des travaux de physiologie et chargé du cours de thérapeutique générale à l'Ecole de Médecine vétérinaire, ce travail fût difficilement arrivé à bon terme. C'est grâce à son appui constant, à ses conceptions originales, sa méthode scientifique, que nous avons réalisé nos expériences et tiré d'intéressantes conclusions. Et c'est avec une sincérité véritable et une joie réelle que nous saisissons cette occasion de dire à ce collaborateur, que nous sommes heureux d'appeler un ami, combien notre reconnaissance est grande pour le précieux concours qu'il nous a prêté.

N'oublions point enfin MM. Amichaud et Farçat, préparateurs au laboratoire de physiologie à l'Ecole vétérinaire, qui nous ont toujours si obligeamment consacré leur temps au cours de nos expériences.

LES

TOXINES MICROBIENNES

CONTRIBUTION A L'ÉTUDE DE LEUR ACTION PHYSIOLOGIQUE

CHAPITRE PREMIER

Historique.

Lorsque Pasteur eut isolé, cultivé, inoculé les microbes, l'expérimentation se jeta dans cette voie nouvelle devant laquelle s'ouvraient de si larges horizons. La recherche de nouveaux procédés de culture, l'étude des formes diverses des infiniment petits, leur *modus vivendi*, leur virulence, passionnèrent les auteurs. Croyant que les microbes agissaient par leur présence et leur prodigieuse reproduction, en envahissant successivement les divers organes de l'économie, ils concentrèrent toutes leurs recherches sur la découverte de germes nouveaux, et le moyen de les détruire au sein même des tissus. On était alors loin de soupçonner que ces micro-organismes eussent la faculté de fabriquer, eux aussi, comme tout ce qui vit, croît, se développe et meurt, des sécrétions capables d'exercer une action nuisible ou utile sur l'économie animale.

C'est en 1878 seulement, au mois d'avril, que Toussaint

affirmait devant l'Académie des sciences, sans toutefois pouvoir avancer des preuves certaines, que la bactéridie charbonneuse sécrétait une matière toxique, soluble et phlogogène. Un an plus tard, M. Chauveau formulait hypothétiquement cette action nuisible des produits bactériens. Il admettait que l'immunité est le résultat de l'adjonction au sang des principes qui en font dorénavant un mauvais milieu de culture. On gagne l'immunité parce que le sang se charge de produits vaccinants sous l'influence de la première maladie.

Par des expériences sur le charbon, M. Chauveau donnait bientôt une preuve à son hypothèse en montrant que la partie liquide du sang, débarrassée des bacilles virulents, mais chargée des produits de la virulence, crée l'immunité. Les agneaux nés de brebis inoculées du charbon pendant la gestation sont réfractaires aux bacilles de cette maladie, bien que dans la grande majorité des cas, les jeunes aient été simplement imprégnés du plasma sanguin de la mère.

Quelques mois plus tard, ce commencement de démonstration se poursuivait. M. Pasteur avait pu produire des symptômes morbides, en particulier le pelotonnement et la somnolence, par l'injection de 120 centimètres cubes de culture filtrée de bacilles du choléra des poules.

Dès ce moment, la question des produits solubles entrait dans le domaine scientifique et l'expérimentation s'en emparait.

Au Congrès de l'Association française pour l'avancement des sciences, tenu à Grenoble en 1884, M. le professeur Bouchard montrait la toxicité spéciale des urines filtrées des cholériques. Devant la somnolence, la diarrhée, les lésions intestinales, l'albuminurie, l'anurie provoquées par l'injection intraveineuse de ce liquide, il disait : « Ces faits me donnaient à penser que, dans le corps de l'homme malade, les agents pathogènes sécrétaient des poisons qui produisaient les symptômes et quelques lésions de la maladie ; poisons qui, recueillis aux émonctoires et injectés à l'animal, étaient capables de provoquer encore chez lui les mêmes symptômes et les mêmes lésions. »

Brieger en 1885 obtient, de la cellule du bacille d'Eberth, un alcaloïde qu'il appelle la typho-toxine, et à laquelle il attribue quelques caractères rappelant certains accidents de la dothiénentérie humaine. Ce n'était pas démontrer que cette substance fût le seul ou le vrai poison typhique, mais il y avait dans cette constatation une raison de plus de soupçonner que, dans les maladies infectieuses, certains phénomènes morbides sont d'ordre toxique, et que le poison est sécrété dans le corps de l'individu malade par le germe pathogène.

Peu après commençait la série des intéressantes expériences sur les produits du bacille pyocyanique, qui ont si vivement éclairé la question des toxines microbiennes.

M. Charrin inoculant à un lapin des cultures de bacilles du pus bleu, débarrassées de tout microbe par le filtre et la chaleur, reproduit les symptômes de la maladie provoquée par l'introduction directe des germes.

Par des expériences concluantes portant sur les mêmes substances, M. Bouchard établissait que les matières solubles morbifiques ou vaccinantes pouvaient être fabriquées par les microbes dans le corps des animaux infectés, comme elles le sont *in vitro* ; que ces matières solubles ne demeurent pas dans l'organisme, mais sont capables de s'éliminer en partie par la sécrétion urinaire.

Successivement, une série de recherches des plus instructives se publient presque coup sur coup. MM. Roux et Chamberland confèrent l'immunité à des cobayes contre le vibrion septique, en leur injectant au préalable une dose plus ou moins massive de culture stérilisée de ce germe. Ils constatent que l'immunité se maintient en raison directe de la quantité de produits solubles injectée et que chaque introduction nouvelle la renforce et la prolonge.

MM. Chantemesse et Widal, expérimentant sur des souris, arrivent à conclure que ces animaux sont extrêmement sensibles au bacille d'Eberth. Toutefois les souris ayant reçu du bouillon privé de bacilles, mais dans lequel ont vécu des colonies typhiques, résistent au virus virulent. Cette résistance cesse si les inoculations sont faites avec des bouillons stérilisés dans lesquels ont végété des microbes indifférents.

En mai, puis en juin de l'année 1888, M. Arloing le premier, étudiant une nouvelle toxine retirée d'un bouillon stérilisé où avaient vécu des germes de la péripneumonie épizootique bovine, indiquait nettement ses caractères diastasiques. Il montrait que la chaleur exagère d'abord, puis atténue ses propriétés phlogogènes ; qu'elle précipite des humeurs naturelles ou des cultures artificielles par l'alcool absolu ; qu'elle est facilement retenue par le filtre en porcelaine. De plus, c'est une substance azotée sur laquelle l'iode ou l'acide azotique n'exerce aucune action spéciale et qui se redissout dans l'eau et la glycérine ; enfin, elle est impropre à exercer vis à-vis d'elle-même le rôle de vaccin.

Pour les produits solubles du *bacillus herminocrobiophilus*, le même auteur montre que la substance active est précipitable par l'alcool, ne confère pas l'immunité et devient mortelle par son accumulation dans le sang. Elle produit encore une réaction inflammatoire dans les tissus normaux et des fermentations dans les organes privés de circulation sanguine.

Après M. Arloing, Christmas commençait l'étude des produits solubles du bacille pyocyanique, et quelque temps après, MM. Roux et Yersin, dans deux mémoires sur la diphtérie, parlaient longuement du poison diphtéritique.

« Les lésions sont identiques, écrivaient-ils, que la mort soit venue à la suite d'une injection de poison diphtéritique, ou à la suite d'une inoculation de bacilles de Löffler. La maladie, symptômes et lésions, est donnée aussi sûrement par l'injection du poison que par l'inoculation du bacille. » Ils observent des paralysies mortelles ou susceptibles de guérison suivant les doses administrées. Le poison se rapprocherait des diastases : la chaleur diminue son activité, l'air lui enlève ses propriétés toxiques, l'obscurité et la conservation en vase clos, au contraire, le rendent très nocif. Cette substance dialyse très lentement, ce qui explique la lenteur de l'intoxication par les injections sous-cutanées, et la rapidité des effets à la suite d'une injection intraveineuse.

MM. Charrin et A. Ruffer démontrent que, dans les cultures, le bacille pyocyanique fabrique des substances solubles vaccinantes et morbifiques qui se répandent dans le liquide sanguin et s'éliminent ensuite par les urines où l'analyse physiologique permet de les déceler. Ces produits injectés provoquent un état fébrile cyclique, avec hyperthermie atteignant 2°,5 et persistant 48 heures.

Ce n'est point tout : MM. Charrin et Guignard ont prouvé que ce même bacille sécrétait une substance soluble vaccinante. Une bactéridie charbonneuse, semée dans un bouillon stérilisé de culture où ont végété des bacilles pyocyaniques, ne tarde pas à changer d'aspect tout en perdant une partie de sa virulence. L'action n'est pas destructive, mais très nettement atténuante.

Il ne faudrait pas conclure de cette expérience que tous les produits solubles aient une action vaccinante. M. Arloing, au Congrès de la tuberculose en 1888, avançait que les produits sécrétés par le bacille de Koch, « loin de donner aux tissus et à leurs éléments l'état de vaccins, préparent le milieu organique à une nouvelle végétation ».

S'inspirant de ces idées, M. Courmont démontre expérimentalement avec les produits solubles d'un bacille tuberculeux spécial, trouvé par lui dans une tuberculose bovine, la justesse de vue de M. Arloing. Toutefois cette règle n'était pas commune à toutes les tuberculoses : MM. Courmont et Dor, contrairement à ce qu'ils attendaient, ont rencontré, dans les cultures stérilisées liquides de bacilles tuberculeux aviaires, des substances vaccinantes.

M. Roger proposait alors une division des produits microbiens en deux groupes, suivant leurs propriétés toxique ou vaccinante.

Poursuivant les recherches commencées sur le bacille pyocyanique, M. Bouchard trouve que la diapédèse qui se produit ordinairement quand on injecte, à un lapin vacciné contre le virus du pus bleu, une culture vivante de ce microbe, ne se produit pas si l'animal n'est pas vacciné. L'inoculation des toxines de ce germe empêcherait également la diapédèse.

MM. Charrin et Gley s'appuyant sur ces résultats entreprennent une série d'expériences, pour établir l'action des produits sécrétés par le bacille pyocyanique sur le système vaso-moteur. Bien que leur expérimentation n'ait porté que sur les produits solubles d'un seul germe, les auteurs n'hésitent pas à généraliser leurs conclusions. « Il est extrêmement probable, disent-ils, d'après ce que l'on sait de l'action pathogène des produits solubles, que d'autres microbes sécrètent des substances qui exercent sur le système nerveux vaso-moteur, une influence analogue à celle que nous avons constatée de la part du bacille pyocyanique. De telle sorte que les conclusions qui découlent de cette étude, et qui ne laissent pas de paraître de quelque importance pour la pathogénie, peuvent être, au moins jusqu'à un certain point, généralisées. »

Que deviennent, sous l'influence des produits solubles du bacille pyocyanique, les réflexes vaso-dilatateurs commandées par la moelle et le bulbe ?

Le bout central du nerf dépresseur d'un lapin curarisé est excité avec des courants induits tétanisants minima, avant et après une injection de 10 à 20 centimètres cubes de produits solubles. Avant l'introduction des toxines, le courant minima déterminait une chute rapide et intense de pression intra-artérielle. Après l'injection, ce même courant doublé, quintuplé, n'amène plus qu'une très faible baisse de pression. Chez le chat, avec un courant quinze fois plus fort, les effets sont nuls.

De ces faits, MM. Charrin et Gley concluent que « les produits sécrétés par le bacille pyocyanique diminuent l'excitabilité des centres vaso-dilatateurs bulbaires. »

Leur action influence encore les centres vaso-dilatateurs de la moelle, comme le montrent les modifications qu'ils apportent au réflexe de Snellen-Swift, qui siège comme l'ont établi Leven, Dastre et Morat, dans la moelle cervicale entre la deuxième et la septième vertèbre.

L'excitation du bout central du nerf auriculo-cervical d'un lapin curarisé produit normalement dans l'oreille, du côté correspondant, une dilatation des vaisseaux et de la rougeur. Une injection de 20 centimètres cubes de substance toxique retarde la production de ce phénomène; avec un courant semblable ou même quatre fois plus intense la réaction est toujours moins vive.

De cette deuxième série d'expériences, MM. Charrin et Gley concluent que « les produits sécrétés par le bacille pyocyanique peuvent agir directement sur les appareils vaso-dilatateurs de la moelle ».

Forts de leurs résultats, ces auteurs se lancent dans le champ des hypothèses et édifient de séduisantes théories.

« On peut penser que certains microbes, disent-ils, une fois qu'ils ont pénétré dans l'organisme, y produisent incessamment des substances qui viennent favoriser encore leur action pathogène propre, en entravant quelques-uns des moyens de défense dont l'organisme est aujourd'hui considéré comme pourvu, c'est-à-dire la diapédèse et la phagocytose, puisque ces phénomènes ont pour condition première et essentielle la dilatation vasculaire à laquelle commande immédiatement le système nerveux... Et si ce n'est pas par la phagocytose que l'organisme lutte contre une infection microbienne, ce peut être à l'aide de matières bactéricides sorties des vaisseaux, ou grâce à des produits cellulaires divers. Mais il est une donnée bien certaine en physiologie, c'est celle du rapport étroit qui existe entre la suractivité d'un organe ou d'un tissu et l'augmentation de l'afflux sanguin dans ce tissu. Si donc cette dilatation vasculaire, condition première de toute suractivité organique, est empêchée, l'organisme luttera malaisément contre l'infection, quel que soit du reste le procédé dont il se serve pour cette lutte. Inversement, on voit que cette défense de l'organisme est facilitée quand les réactions vaso-dilatatrices sont elles-mêmes plus énergiques. »

S'appuyant sur ces recherches, M. Bouchard, dans sa remarquable communication au Xe Congrès international de Médecine (Berlin, 1890), résumait la question en émettant aussi de solides théories. Une notion lui paraissait dès lors indiscutable : « Les bactéries agissent sur les animaux par les matières qu'elles sécrètent. »

Pourquoi un microbe n'est-il pas pathogène ? C'est souvent qu'il est dépourvu d'une certaine sécrétion, dont le produit empêche les vaisseaux de laisser sortir les leucocytes. Pourquoi un microbe, au contraire, est-il pathogène ? C'est qu'il possède cette sécrétion dont les produits s'opposent à la diapédèse, par conséquent au phagocytisme, c'est-à-dire cette condition dynamique, cette mise en jeu de l'activité cellulaire contre le germe nocif.

Quant à la diapédèse, qui joue peut-être le rôle le plus important dans ce *struggle for life*, les particules solides seules ne la provoquent pas. Elle est sollicitée par certaines substances liquides ou dissoutes, essences, diastases, alcaloïdes, etc., grâce auxquelles bon nombre de microbes pathogènes ou non déterminent la sortie des globules blancs en dehors des vaisseaux.

Cette sécrétion microbienne tient encore une place importante dans les modifications qu'elle apporte aux humeurs? elle crée l'état bactéricide qui lutte contre les germes pathogènes introduits. D'autres fois, au contraire, elle modifie les milieux à son avantage, favorisant ainsi son infinie reproduction. Dans certaines circonstances, son injection rend un animal, jusqu'alors réfractaire au germe qui lui donne naissance, apte à devenir un bon terrain de culture pour son développement. Ce fait s'observe en clinique : une pneumonie ne favorise-t-elle point une infection secondaire ?

On le voit, ces produits sont complexes : parmi leurs nombreuses propriétés, une des plus importantes est leur action sur les vaisseaux. « L'œdème et la suppuration résultant de la diapédèse et de l'exsudation, disait dans sa communication M. Bouchard, sont l'expression d'actes réactionnels accomplis par les vaisseaux ; mais la réaction vasculaire est-elle directe, résultant de l'action chimique immédiate des produits bactériens sur les vaisseaux? Je ne le crois pas. Dans les tissus où s'opèrent les phénomènes locaux de l'infection, il n'y a pas que les cellules ou les vaisseaux pour subir l'irritation que provoquent les substances sécrétées par les microbes. Il y a aussi les nerfs. L'irritation des filets nerveux produit un réflexe qui se traduit dans la région d'où est partie l'excitation, par une dilatation vasculaire active, qui place les vaisseaux dans la situation étudiée par Conheïm, comme étant le stade préalable de la diapédèse..... La diapédèse est le résultat d'une dilatation vasculaire active, qui se produit dans la région où est encore circonscrite l'infection ; et cette dilatation est l'effet d'un réflexe sollicité par l'irritation des nerfs de cette même région mise au contact des produits bactériens. »

Des conclusions de MM. Charrin et Gley, rapportées

plus haut, M. Bouchard admet que le poison paralysant les centres vaso-dilatateurs, la diapédèse est entravée et la phagocytose diminuée: d'où lutte beaucoup moins énergique des leucocytes contre les microbes et triomphe de ces derniers.

En plus de cette action vasculaire et de leur influence sur l'hypothermie, les produits solubles agissent sur le système nerveux, les cellules, causent la céphalée, le délire, les convulsions, le coma, les troubles sécrétoires, les dégénérescences musculaires ou viscérales, etc., qui accompagnent fréquemment les maladies infectieuses.

Séduit par ces idées nouvelles, M. Bouchard applique ces données récentes à la pathogénie, et donne de l'infection une théorie originale. « L'infection, dit-il, est le pullulement du microbe tombé dans un milieu favorable, surmontant le phagocytisme et l'état bactéricide. » D'abord le germe paralyse par sa sécrétion les centres vaso-dilatateurs, arrête la diapédèse et favorise, par conséquent, la reproduction. Puis continuant à sécréter, arrive une substance qui imprègne les globules blancs, rend aux humeurs un état bactéricide, et arrête ainsi le développement du microbe. Par contre, la production de la matière paralysante cesse, la vaso-dilatation n'est plus paralysée, et la diapédèse survenant, les germes sont entraînés par la phagocytose. A quelques mois d'intervalle, dans un mémoire consciencieusement élaboré et dédié en hommage à la Faculté de Montpellier, à l'occasion de la célébration de son VIe centenaire, M. Bouchard envisage la question à un point de vue général. Il ramène à dix-huit propositions les propriétés démontrées des produits solubles sécrétés par les microbes pathogènes.

1° Parmi les matières sécrétées par les microbes, il est des matières empêchantes, c'est-à-dire capables de nuire directement au développement, à la multiplication, à la sécrétion du micro-organisme.

2° Il en est, d'autre part, qui sont favorables au microbe, mais indirectement, en modifiant chimiquement le milieu.

3° Il y a des matières sécrétées par un microbe, qui sont empêchantes pour des microbes d'autres espèces.

4° Il y a des matières sécrétées par un microbe d'une espèce qui sont favorables pour des microbes d'autres espèces.

5° Il y a des microbes qui sécrètent des substances toxiques pour les animaux, et c'est cette toxicité de sa sécrétion qui constitue la virulence d'un microbe.

6° Il y a des microbes pathogènes qui sécrètent des matières vaccinantes.

7° Ce n'est pas par sa présence, à titre de matière empêchante, que la matière vaccinante produit l'immunité.

8° Les matières vaccinantes sécrétées par un microbe pathogène impressionnent l'organisme animal de telle sorte que, même quand elles ont été éliminées, les humeurs restent, d'une façon durable, moins propices à la vie de ce même microbe.

9° Ces mêmes matières vaccinantes ont un autre effet sur l'organisme; elles changent l'activité de ses cellules, de telle sorte que, même après l'élimination des matières vaccinantes, les leucocytes, en présence du même microbe, effectuent plus abondamment leur diapédèse et accomplissent avec plus d'énergie leur fonction de phagocytes.

10° Les matières solubles d'un microbe, quand on les

injecte en même temps qu'on inocule ce même microbe, rendent l'infection plus intense. Ces mêmes matières, injectées quelques jours avant l'inoculation, bien loin d'aggraver l'infection, l'empêchent ou l'atténuent.

11° Étant donné deux microbes antagonistes, c'est-à-dire dont l'inoculation simultanée ne laisse généralement se développer que l'un des deux, on remarque que les matières solubles du plus fort peuvent être empêchantes pour le plus faible, l'expérience étant faite *in vitro*.

12° Les matières solubles du plus fort, injectées en même temps qu'on inocule le plus faible, n'empêchent pas en général ce dernier de se développer ; elles produisent toutefois un ralentissement et une atténuation de l'infection.

15° Les matières solubles du plus fort atténuent l'infection produite par le microbe le plus faible, même quand on les introduit loin du point d'inoculation ; mais elles paraissent efficaces à un plus haut degré, quand elles sont répandues dans le foyer de l'inoculation. Elles peuvent donc agir en partie, à titre de matière empêchante, mais elles agissent surtout par un autre procédé.

14° Etant donnés des microbes non plus antagonistes, mais auxiliaires, on peut, par l'inoculation de l'un ou par l'injection de ses produits solubles, permettre à l'autre de se développer chez un animal qui lui est naturellement réfractaire, ou rendre possible son développement chez un animal non réfractaire, dans le cas où la virulence de ce microbe serait tellement atténuée, qu'il ne pourrait plus végéter chez cet animal non réfractaire.

15° L'état bactéricide des humeurs produit par l'injection de matières bactériennes peut apparaître à partir des 24 premières heures.

16° L'état bactéricide des humeurs produit par une vaccination, n'est ni supprimé, ni suspendu par une nouvelle injection des produits bactériens qui avaient conféré l'immunité; il serait plutôt augmenté.

17° Chez les animaux qui ont l'immunité naturelle ou acquise et qui sont capables de lutter par le phagocytisme contre un microbe pathogène, les produits solubles de ce microbe peuvent entraver le phagocytisme.

18° Chez les animaux qui n'ont ni immunité naturelle, ni immunité acquise, mais qui sont capables de lutter par le phagocytisme contre les microbes pathogènes ou contre les microbes pathogènes atténués, on peut, à l'aide des produits solubles d'un microbe très virulent, entraver ce phagocytisme.

Ce travail, sur lequel nous avons particulièrement insisté, représente le seul mémoire complet donnant un résumé clair, précis, véritablement scientifique de l'état du sujet en 1890. Grâce aux horizons nouveaux découverts par M. Bouchard, les recherches reprennent avec ardeur et méthode.

MM. Charrin et Gley montrent qu'il existe trois ordres de substances dans les produits solubles du bacille pyocyanique. Mais seuls, les produits volatils obtenus par distillation, diminuent et même abolissent passagèrement l'excitabilité des appareils vaso-dilatateurs.

Au même moment, MM. Rodet et Courmont communiquaient les résultats de leurs recherches sur « les produits solubles favorisants sécrétés par le staphylocoque pyogène». Ils avaient vu que l'action de ces substances est presque immédiate dès leur arrivée dans le sang, mais que leurs effets cessent rapidement si de nouvelles quantités de ces matières ne remplacent pas celles qui se détruisent ou s'éliminent. De plus, il se produit au bout de quelques jours une modification durable de l'organisme, qui ne paraît pas diminuée au bout de quelques mois.

C'est alors que M. Bouchard tire des notions acquises une théorie nouvelle de l'inflammation, comme il l'a fait au Congrès de Berlin pour l'infection.

L'irritation locale des extrémités nerveuses peut provoquer par réflexe une dilatation active des vaisseaux dans la partie où s'est produite l'irritation, dilatation propice à la diapédèse, nécessaire mais non suffisante. Or il est à peu près certain que c'est là un des procédés par lesquels les microbes préparent ou facilitent la diapédèse dans le foyer de l'infection locale. Ils sécrètent des substances qui, absorbées, produisent dans les centres nerveux et particulièrement dans les centres vaso-dilatateurs un état d'excitabilité qui rendra plus intense la dilatation vasculaire partout où elle sera sollicitée par voie réflexe, spécialement dans la zone envahie par les microbes qui sécrètent cette substance.

Expérimentant avec les produits solubles du bacille du pus bleu, MM. Morat et Doyon confirment, par des voies différentes, les résultats de MM. Charrin et Gley. Le grand sympathique contient non seulement des nerfs constricteurs, mais encore des dilatateurs, différemment répartis suivant les animaux et les régions. En excitant chez le lapin le sympathique dans la région cervicale, on obtient la vaso-constriction; une injection préalable de 10 à 20 centimètres cubes de culture filtrée de bacille pyocyanique, ne modifie en rien le phénomène. L'excitation portée sur un autre point du sympathique, on provoque sur l'oreille correspondante une belle rougeur due à la vaso-dilatation. Mais cette vaso-dilatation ne se montre plus, même après une forte excitation, si l'animal a reçu les produits solubles. Ces expériences démontrent péremptoirement la paralysie des vaso-dilatateurs sous l'influence de ces toxines.

La question en était là, quand parut dans les *Annales de l'Institut Pasteur* le mémoire de MM. Massart et Bordet, sur *le Chimioataxisme des leucocytes et l'infection microbienne.*

Ce travail, critiquant vertement les expériences de MM. Charrin et Gley sur l'action vaso-motrice des toxines et les théories émises par M. Bouchard sur l'infection et l'inflammation, fit grand bruit et parut vouloir bouleverser les points acquis jusqu'alors.

Après avoir expliqué que les observations de MM. Charrin et Gley pèchent par leur base même, MM. Massart et Bordet reprennent les expériences avec des cultures stérilisées de bacilles pyocyaniques, qu'ils injectent à des lapins et à des souris, de manière à détruire l'immunité de ces animaux contre la maladie.

Ils constatent que cette injection n'empêche nullement la dilatation vasculaire, puisque des animaux injectés, brûlés au milieu de l'oreille, présentent une auréole rouge autour de la brûlure. La dilatation vasculaire s'est donc produite rapidement et a persisté même pendant quelques jours. Sur des souris, les résultats sont semblables, quelle que soit la dose injectée. De ceci, ils concluent :

1° Que l'introduction dans la circulation de cultures stérilisés de bacilles pyocyaniques et de *bacillus prodigiosus*, en quantité suffisante pour rendre le lapin et la souris aptes à contracter la maladie, n'empêche aucunement la dilatation vasculaire.

2° L'introduction de doses très fortes capables de produire la mort de la souris par intoxication directe est également incapable d'entraver la dilatation vasculaire.

Aussi, MM. Massart et Bordet rejettent-ils la théorie de M. Bouchard pour l'infection, basée sur la paralysie des nerfs vaso-dilatateurs.

S'appuyant sur des considérations physiologiques, ils écrivent : « Et quand bien même il serait démontré que les centres vaso-dilatateurs dépendant du nerf dépresseur sont paralysés par l'injection de certains produits de culture, en quoi cette paralysie empêcherait-elle la dilatation vasculaire limitée qui intervient dans l'infection locale au siège de l'inoculation? N'existe-t-il pas dans les autres centres vaso-dilatateurs une autonomie telle que les actions locales gardent toujours un certain pouvoir, comme on le constate même après la destruction des centres vaso-moteurs bulbaires? » Il existe, la moelle cervicale étant sectionnée, un certain tonus entretenu par les ganglions qui permet à une irritation locale, ou à une destruction des filaments nerveux d'amener une dilatation plus marquée dans un territoire déterminé. Les conclusions de MM. Bouchard, Charrin et Gley ne sauraient donc être admises, si l'on considère que la culture injectée paralyse *tous* les centres vaso-dilatateurs. On devrait alors avoir une élévation inaccoutumée de la pression aortique. « Or, ajoutent MM. Massart et Bordet, le tonus vasculaire étant l'expression d'un équilibre instable entre les actions antagonistes des vaso-dilatateurs et des vaso-constricteurs, annihiler les vaso-dilatateurs, c'est rompre l'équilibre et par conséquent permettre une constriction vasculaire, dont le premier effet doit être l'élévation de la pression aortique. »

N'ayant point observé ceci dans les tracés de MM. Charrin et Gley, et leurs conclusions n'étant plus les mêmes, MM. Massart et Bordet admettent que, « loin de donner lieu à une constriction générale des artérioles, l'injection des produits bactériens n'est point un obstacle à leur dilatation. »

A cet article qui critiquait si légèrement leurs expériences, MM. Charrin et Gley répondirent par une note à la Société de Biologie. Ils reprennent vivement MM. Massart et Bordet et leur montrent que l'erreur qu'ils attribuent à leur ignorance a été commise par eux-mêmes. D'ailleurs, n'ayant pas rétabli leur expérimentation complète, comment ces auteurs peuvent-ils prouver les erreurs dont ils les accusent ?

Tour à tour, MM. Rodet et Courmont démontrent à la suite de longues expériences que le staphylcoque pyogène fabrique une substance prédisposante soluble dans l'alcool. M. Roger constate que les toxines sécrétées par le streptocoque de l'erysipèle crée un état prédisposant chez le lapin, pouvant persister un certain temps, et que les cultures filtrées portées à + 110 degrés deviennent vaccinantes.

En 1891, paraît la thèse de M. Courmont sur *les Substances solubles prédisposantes à l'action pathogène de leurs microbes producteurs.* Cet important travail, de beaucoup le plus complet et le plus précis sur la question, élucide une donnée nouvelle en démontrant que la toxicité et le pouvoir prédisposant sont très probablement dus à des produits solubles distincts. L'auteur donne des produits solubles prédisposants la classification suivante :

Produits solubles prédisposants	à action immédiate, mais passagère	Bacillus Chauvei. Bacille pyocyanique. Staphylocoque pyogène.
	à action lente, mais durable.	Bacille tuberculeux. Streptocoque pyogène. Streptocoque de l'érisipèle

Cet ouvrage, des plus intéressants, ne tarde pas à devenir classique en microbiologie.

Lorsqu'apparut le traitement de la tuberculose par la méthode de Koch, les recherches sur la tuberculine devinrent à l'ordre du jour. Le premier, M. Arloing, constata les effets de cette substance introduite dans le sang. La respiration était légèrement ralentie, et l'expiration parfois prolongée. Environ 30 secondes après la première injection survient une hypotension artérielle, puis la pression revient au niveau initial pour bientôt redescendre et se maintenir modérément au-dessous de la normale. En même temps, le cœur s'accélère, puis se ralentit en s'affaiblissant. L'animal peu à peu tombe dans une sorte de sédation, mais ses fonctions ne sont pas sérieusement atteintes; aussitôt détaché, il va et vient comme en bonne santé.

M. Bouchard découvrit aussi dans la tuberculine une substance excitant les centres vaso-dilatateurs, et provoquant une congestion active, une diapédèse abondante dans les points d'où part l'irritation : il lui donna le nom d'*ectasine*. Avec Galezowski, il constata qu'après une injection intraveineuse de tuberculine il se produisait une notable dilatation des vaisseaux de la papille du nerf optique, persistant pendant plusieurs jours. Cette même substance se rencontre dans d'autres toxines.

M. Arloing, étudiant l'influence des bouillons filtrés de staphylocoques dorés sur le système nerveux vaso-dilatateur et la formation du pus, montra que leurs produits agissaient de deux manières. Sur les centres vaso-dilatateurs en favorisant le diapédèse et la transsudation à travers les parois des capillaires dans le foyer de suppuration; sur la formation du pus en modifiant les éléments cellulaires dont la prolifération *in loco* fournit les globules purulents, ce qui les rend plus aptes à réagir au contact des sécrétions pyogènes.

A côté de cette ectasine, M. Bouchard a trouvé une autre substance paralysant le centre vaso-dilatateur et une fois introduite dans le sang modifiant ou empêchant la dilatation vasculaire active : c'est ce qu'il désigne sous le nom d'*anectasine*. De cette action paralysante des vaso-dilatateurs, M. Bouchard tire des indications thérapeutiques : il arrête des hémoptysies et des melæna en injectant aux malades 1 à 2 centimètres cubes de culture filtrée pyocyanique.

Dans son bel ouvrage *Des Virus*, paru en 1891, M. Arloing résumait les connaissances acquises jusqu'alors sur les produits solubles. Il montrait que l'expérimentation a reproduit presque tous les troubles physiologiques qui caractérisent les maladies virulentes, et qu'on doit les rapporter à l'action des substances toxiques se répandant partout. En plus de leurs propriétés hypothermisante ou hyperthermisante, elles peuvent produire des paralysies, des hypersécrétions, des modifications respiratoires avec toux et apnée. Ces troubles seraient dus à l'imprégnation des centres respiratoires et des terminaisons nerveuses excito-réflexes intra-pulmonaires par les poisons microbiens. De là cette hypothèse que, la toux dans certaines maladies infectieuses ne serait donc pas toujours le signe d'une localisation des agents virulents dans les voies respiratoires, mais qu'elle peut signifier que les produits modificateurs de la respiration sont arrivés au contact des terminaisons des nerfs laryngés ou des filets pulmonaires des pneumogastriques.

L'action très différente des substances qui composent la masse de produits solubles est bien mise en lumière par les expériences de MM. Charrin et Gley, en 1892 : les parties solubles et insolubles dans l'alcool, volatiles ou non par la chaleur, ont des propriétés fort diverses. Avec les sécrétions du bacille pyocyanique ils constatent que les substances solubles ou insolubles dans l'alcool influent la circulation, mais à des degrés différents. S'il s'agit d'un effet spécial sur le système nerveux, le second groupe seul intervient ; le premier provoque des convulsions, les agents volatiles troublent les vaso-moteurs.

Ces faits confirmaient péremptoirement les vues du professeur Bouchard, qui entrevit, le premier, la multiplicité des substances composant les produits microbiens.

A cette même époque, MM. Courmont et Doyon commençaient leurs remarquables expériences sur la toxine du bacille de Nicolaïer, qui devaient les conduire aux importants résultats qu'ils viennent de publier il y a quelques mois à peine.

Peu de temps auparavant, M. Camara Pestana, de Lisbonne, avait entrepris des recherches sur ces produits solubles. Il concluait à l'absorption de la toxine du tétanos par le sang, se localisant ensuite dans les poumons, la rate, les reins et surtout le foie ; quant à l'élimination par les urines elle est inappréciable. Il terminait en disant que, « malgré la prédominance si éclatante des phénomènes neuro-musculaires dans le tétanos, on ne parvient pas à mettre en évidence la présence de la toxine dans les tissus nerveux et musculaire ; toutes les expériences faites avec ces tissus ont donné des résultats négatifs. »

MM. Courmont et Doyon partent de ce fait, que la marche des contractures dans le tétanos expérimental chez les solipèdes n'est plus la même que chez les autres animaux. Comme chez l'homme elle ne débute pas au point primitivement inoculé et l'incubation est longue : « Elle semble être en rapport avec le trajet qu'a dû faire la toxine pour aller agir au loin sur les nerfs sensitifs musculaires de prédilection. »

Dans une série de notes ultérieures ils complètent leurs recherches et élèvent une théorie, solidement étayée sur l'expérience, attribuant les contractures tétaniques à la présence d'un ferment soluble. Voici les conclusions de leur dernier mémoire :

1° Le bacille de Nicolaïer engendre le tétanos par l'intermédiaire d'un ferment soluble qu'il sécrète.

2° Ce ferment, qui n'est pas toxique par lui-même, élabore, aux dépens de l'organisme, une substance directement tétanisante, comparable par ses effets à la strychnine.

3° Cette dernière substance se retrouve en abondance dans les muscles tétaniques ; elle existe aussi dans le sang et quelquefois dans les urines.

4° Elle résiste à une ébullition prolongée, tandis que les produits bacillaires deviennent inactifs après un chauffage à + 65 degrés.

5° Elle exige pour se former des conditions favorables de température. Ainsi s'explique l'immunité de la grenouille en hiver.

6° L'immunité naturelle ou acquise, l'immunisation contre le tétanos peuvent être considérés comme les résultats de causes qui empêchent, ralentissent ou arrêtent la susdite fermentation.

7° Il est probable que d'autres substances microbiennes dites toxiques, doivent également agir comme des ferments solubles pour produire des toxines aux dépens de l'organisme.

Pendant que ces expériences se poursuivaient, M. Roger trouvait, dans les produits solubles du *bacillus septicus putidus*, une substance précipitable par l'alcool exerçant sur le cœur une action particulière : éloignement progressif des battements cardiaques jusqu'à arrêt complet, sans affaiblissement. Sous son influence le myocarde se dérobe à l'action du pneumogastrique et reste inexcitable aux courants électriques.

Avec les produits solubles du *bacillus proteus vulgaris*, les battements du cœur sont ralentis, leur amplitude augmentée, mais ici le myocarde conserve son excitabilité par les agents mécaniques ou physiques. Ces essais étaient faits sur le cœur de la grenouille.

En février 1893, MM. Rodet et Courmont publiaient dans la *Revue de Médecine* un des plus importants travaux parus sur les produits solubles. Ils donnent une étude complète des substances solubles toxiques du *staphy-*

locoque pyogène, et résument leurs recherches dans les conclusions suivantes :

1° Les bouillons de culture dans lesquels a végété le staphylocoque pyogène contiennent des substances toxiques qui n'y étaient pas antérieurement. Celles-ci (qu'elles aient été directement excrétées par le microbe, ou qu'elles soient le fait d'une transformation par ce dernier des éléments constitutifs des bouillons) sont multiples et douées de propriétés différentes ou même opposées.

2° Aucune de ces substances ne possédant un pouvoir toxique suffisant ou n'étant en proportion notablement supérieure aux autres, leur mélange n'offre pas une toxicité spéciale constante et identique.

3° Ces substances toxiques sont plus abondantes et plus actives dans les cultures âgées de vingt jours environ que dans les cultures plus jeunes.

4° Les substances toxiques conservées à l'état de mélange dans des cultures filtrées ou chauffées perdent assez rapidement une partie de leurs propriétés en vieillissant. Leur altération est encore plus rapide après la séparation par l'alcool, même quand elles sont maintenues à l'état sec.

5° Cette mobilité de leur pouvoir toxique, en rapport avec l'âge de leur culture et la dose de leur extraction, l'action spéciale du chauffage, de la filtration sur porcelaine, empêchent de les confondre avec les substances prédisposantes et les substances vaccinantes, fabriquées simultanément par le staphylocoque pyogène dans les mêmes milieux de culture.

6° La *culture complète, microbes et produits solubles*, entraîne à faible dose chez le chien une perturbation complète des principales fonctions.

Suspension de la respiration en expiration. — Augmentation de la pression sanguine. — Accélération et affaiblissement du cœur. — Abaissement de la température. — Urination. — Vomissements. — Quelques accès de convulsions généralisées. — La mort ne suit pas immédiatement l'injection de fortes doses.

7° La *culture complète, stérilisée par la chaleur*, offre pour le chien une toxicité à peu près égale avec prédominance des symptômes cardiaques.

Suspension de la respiration, expiration. — Augmentation de la pression sanguine. — Affaiblissement considérable du cœur. — Abaissement de la température. — Hématuries. — Vomissements. — Accès de convulsions généralisées et de tremblement.

8° La *culture filtrée sur porcelaine* est très peu toxique en raison de la rétention par le filtre de nombreuses substances. On peut cependant obtenir l'intoxication chronique chez le lapin.

9° Les *substances précipitables par l'alcool* sont plus toxiques pour le chien que le mélange total, en raison de la suppression des substances antagonistes. L'intoxication évolue avec une extrême rapidité, offrant les symptômes suivants :

Respiration toujours profondément modifiée. — Dyspnée, Cheyne-Stokes. — Circulation peu atteinte (accélération du cœur, pression variable). — Abaissement de la température. — Vomissements. — Excitabilité nerveuse exagérée. — Mort rapide.

Le lapin est moins sensible et ne meurt que d'intoxication chronique, avec néphrite et hypothermie quelquefois considérables. Des troubles respiratoires profonds et quelques symptômes convulsivants dominent la scène.

Les *substances précipitables par l'acool sont, en somme, remarquables par leurs effets respiratoires et tétaniques.*

10° Les *substances solubles dans l'alcool* ont sur le chien des effets différents, en grande partie *antagonistes.* Elles sont plus toxiques que le mélange, et la mort très rapide s'obtient précédée des symptômes suivants :

Tendance à l'arrêt du cœur et de la respiration. — Anesthésie (abolition des réflexes, relâchement musculaire). — Abaissement de la température. — Mort par arrêt du cœur.

Le lapin, moins sensible, meurt par intoxication chronique avec des symptômes analogues, mais bien moins marqués.

Les *substances solubles dans l'alcool ont donc des effets surtout cardiaques et anesthésiques.*

11° Les substances toxiques élaborées par le staphylocoque pyogène, et plus spécialement les substances précipitables par l'alcool, engendrent les néphrites.

Ces conclusions prouvaient nettement la multiplicité des substances solubles élaborées par les microbes, fait sur lequel M. Bouchard avait tant insisté. De plus, on y trouve la certitude éclatante d'un mélange de substances à effets non seulement différents, mais franchement *antagonistes.* Pour se faire une idée de la toxicité des produits solubles du staphylocoque pyogène, il ne faut point opérer avec la masse totale. Le mélange injecté au chien n'amène qu'une tendance aux convulsions : Les substances convulsivantes, séparées des anesthésiantes, injectées seules, produisent la mort dans un véritable tétanos.

Le staphylocoque pyogène fabriquerait donc, probablement à la façon du bacille de Nicolaïer, mais en faible quantité, un poison tétanique et concurremment un autre poison antagoniste empêchant les effets du premier de se produire.

« On pourrait donc, ajoutent MM. Rodet et Courmont, imaginer le cas d'un staphylocoque pyogène qui, pour des raisons impossibles à prévoir et peut-être ne devant jamais se réaliser, cessant d'élaborer ses substances anesthésiantes, et fabriquant au contraire ses substances tétanisantes en plus grande quantité, engendrerait un tétanos mortel ».

M. Charrin, poursuivant toujours avec persévérance ses expériences sur les produits du bacille du pus bleu, montre qu'ils altèrent toutes les humeurs. Tantôt attaquant le système nerveux ils agissent ainsi indirectement à titre d'intermédiaire; tantôt leur action portant sur l'axe cérébro-spinal et les vaso-dilatateurs, un spasme intense survient, auquel succède ordinairement une vaso-dilatation. La pression peut s'élever ou s'abaisser et certains troncs nerveux perdre leur excitabilité.

Les produits solubles du *bacille d'Escherich* (extrait des matières fécales d'un individu normal) ont développé chez le lapin, comme l'a montré M. Gilbert, trois états très nets. Une première phase avec paralysie frappant l'ensemble des muscles striés, sauf le diaphragme et le cœur. Une seconde avec convulsions, secousses, hyperexcitabilité réflexe de la peau et des organes des sens. La troisième, enfin, tétanique, caractérisée par les contractures, le myosis, le trismus, l'opisthotonos, la mort. Pendant l'évolution de ces phénomènes le cœur est peu modifié;

la respiration s'accélère, devient ample, saccadée, et finit par s'arrêter.

M. Roger a reproduit ces trois stades avec le *bacillus coli communis;* mais il a vu des modifications sensibles s'établir du côté du cœur. Les battements cardiaques se ralentissent progressivement, tombent à six par minute, de cinquante-six qu'ils présentent à l'état normal. Toujours sur un cœur de grenouille, il constate que les produits solubles du *bacillus septicus putidus* renferment une substance insoluble dans l'alcool, qui est un véritable poison du cœur. Leur injection amène un ralentissement extrême des battements : les systoles durent 2 secondes et plus, les diastoles 30 seecondes, parfois même une minute.

Le poison agirait directement sur le muscle. Après l'injection, la pointe étant isolée, le myocarde demeure inexcitable et insensible : les ganglions, le bulbe et le pneumogastrique sont hors de cause par la section.

Se plaçant à un point de vue plus particulier, MM. Roger et Cadiot ont étudié l'action de la *tuberculine* et de la *malléine* sur la sécrétion sudorale. Le premier de ces produits ne détermine aucune action spéciale, mais la malléine, au contraire, amène une diaphorèse d'autant plus abondante que la quantité injectée est plus considérable. Ils expliquent cette hypersécrétion par une action sur les centres nerveux; la section du sciatique chez le chat, empêche la sudation au niveau de la patte énervée.

En novembre 1893, MM. Charrin et Gley injectent à des animaux vaccinés, des produits solubles de bacilles pyocyaniques. De ces nouvelles recherches, ils concluent que la sensibilité des appareils vaso-dilatateurs est égale, qu'il y ait ou non vaccination : autrement dit, ces appareils sur les animaux rendus réfractaires, ne sont nullement accoutumés aux toxines microbiennes.

Une simple constatation clinique, qu'aucune expérience n'a confirmée, a été faite par M. Berger. Beaucoup de typhiques présentent pendant le second septenaire de la maladie, une sécheresse du sac conjonctival et de la surface du globe oculaire, disparaissant à la fin de la fièvre. En présence de ces faits, M. Berger se demande si ce phénomène ne serait point dû à une parésie des nerfs sécréteurs des glandes lacrymales et conjonctivales sous l'influence des toxines du bacille d'Eberth.

C'est à cette époque que MM. Enriquez et Hallion entreprennent leurs recherches sur les produits solubles du bacille diphtéritique. Injectées par voie sous-cutanée, ces substances produisent sur la muqueuse gastrique des ulcérations multiples à contours irréguliers, ne perforant pas complètement la muqueuse. Au microscope on voit une nécrose de cette tunique et une infiltration de cellules ganglionnaires accompagné d'une dilatation extrême des capillaires et d'une excessive inflammation de la sous-muqueuse. Les auteurs concluent de ces faits que les altérations de la muqueuse gastrique, si fréquentes dans la diphtérie sont fort probablement dues à une toxine agissant primitivement sur les vaisseaux de la couche sous-muqueuse.

Quelques mois plus tard, injectant la même substance, MM. Enriquez et Hallion déterminaient une myélite expérimentale avec lésions profondes de la moelle et des racines: vascularisation, spécialement de la substance grise, avec foyers hémorragiques, sclérose névralgique en voie d'évolution, destruction des tubes nerveux et des corps granuleux, dilatation des capillaires. Les cellules nerveuses des cornes antérieures sont également fort endommagées.

Sur un singe ayant reçu en deux fois 4 centimètres cubes de bouillon diphtéritique filtré, les mêmes expérimentateurs constatent à l'autopsie d'intéressantes lésions. D'abord, aucune trace de tuberculose, bien que l'animal ait succombé à une hémoptysie ; mais les signes classiques d'une néphrite chronique interstitielle, avec hypertrophie du ventricule gauche, sans artérite, ni sclérose, ni dégénérescence musculaire. Ces désordres sont certainement imputables au poison diphtéritique.

Ils introduisent dans la veine jugulaire d'un chien 14 centimètres cubes d'un bouillon où ont végété des cultures de bacilles de Löffler, et les troubles circulatoires et respiratoires ne se manifestent que plusieurs heures après l'injection : la pression baisse progressivement. M. Enriquez et Hallion admettent que, sous l'influence des produits solubles, l'organisme élabore silencieusement une substance toxique, qui peu à peu accumulée devient l'agent immédiat des désordres fonctionnels. Il y aurait là un phénomène analogue à celui qu'ont démontré MM. Courmont et Doyon pour expliquer les contractures secondaires du tétanos.

Les expériences de MM. Courmont et Doyon, sur la toxine tétanique, de MM. Enriquez et Hallion, avec celle du bacille de Löffer, nos observations prises en collaboration avec M. Guinard sur les produits solubles de la morve du *bacillus heminecrobiophilus* du *bacillus liquefaciens bovis*, arrivent aux mêmes conclusions. Elles confirment que la période d'incubation des maladies infectieuses ne représente pas seulement la phase de prolifération latente des germes, mais aussi, pour une part considérable peut-être, la phase d'action latente de leurs toxines.

Citons encore en passant, pour mémoire seulement, les intéressantes communications de M. Féré mettant en évidence l'action de plusieurs toxines microbiennes sur l'évolution de l'embryon une fois introduites dans l'albumen. La toxine tétanique modifie peu le développement ; celles de la diphtérie, de la tuberculose, de la morve entravent l'évolution du germe et favorisent les monstruosités.

M. L. Felzt, reprenant l'étude des substances solubles prédisposantes, constate que la virulence du *bacille charbonneux* et du *staphylocoque doré*, injectés en même temps que les toxines du *bacterium coli*, est singulièrement augmentée. Des cultures de charbon obtenues dans des toxines se sont montrées notablement plus virulentes que les cultures dans du bouillon stérilisé ordinaire. Enfin, la putréfaction survenait bien plus rapidement chez les animaux injectés d'abord avec des toxines, puis avec des cultures pures de charbon.

Une augmentation de la virulence de certains microbes pathogènes, tels que le steptocoque et le bacille de la pneumonie, a encore été obtenue par l'injection simultanée de ces germes et des cultures filtrées de *proteus vulgaris*. Sanarelli opérant avec la toxine du *bacillus coli communis* a obtenu les mêmes résultats pour le bacille d'Eberth.

Enfin MM. Mosny et Marcano confirment par de nouveaux travaux les expériences de MM. Rodet et Courmont sur l'action prédisposante de la toxine du staphylocoque vis-à-vis de son microbe producteur.

M. Charrin, dans un ouvrage extrêmement documenté, insiste sur la composition chimique des sécrétions bactériennes. Après avoir cité les auteurs qui ont attaché leur nom à cette étude, il montre que ces sécrétions, du moins les spécifiques, furent considérées tantôt comme des alcaloïdes, tantôt comme des diastases, soit comme des albumoses toxiques, soit comme des nucléines. Pour lui les ferments vivants fabriquent autre chose que des corps alcaloïdiques, diastasiques, protéiques, nucléiniques. Il conclut en disant que pour l'étude de ces produits il faut s'appuyer sur la chimie et l'expérimentation.

La première permet d'extraire des substances qui correspondent aux alcaloïdes, diastases, albumoses, nucléines, nucléo-albumines. La seconde indique la valeur de ces substances, et fait savoir si elles sont utiles, nuisibles ou sans effet ; elle met en évidence leurs qualités spéciales, spécifiques, générales, vulgaires, leur action sur les vasomoteurs, les sécrétions, les plasmas. Elle prouve que, si parmi ces substances celles qui sont solubles dans l'alcool ou fixes ont une action, les insolubles, volatiles, adhérentes au protoplasma microbien en ont une également.

Au début de cette année MM. Courmont et Doyon communiquaient d'intéressantes recherches sur la toxine diphtéritique. Ils constataient que ce poison, vaso-dilatateur, ne produit cette vaso-dilatation qu'*après une période d'incubation*. Ils montraient encore que la principale lésion qu'il déterminait dans l'économie portait surtout sur l'intestin. On y relève des signes d'entérite pseudo-membraneuse très avancée, développés en quelques heures sous l'influence de la toxine. L'infection aboutit à l'intoxication, et les tissus peuvent faire leurs lésions loin du microbe pathogène sans avoir besoin pour cela d'une infection secondaire.

Peu après, les mêmes auteurs étudiaient la marche de la température dans l'intoxication diphtéritique expérimentale.

Chez l'animal injecté, une hypothermie se manifeste toujours à plus ou moins longue échéance suivant la dose administrée. Mais elle ne survient qu'à la suite d'une *période d'incubation* qui s'accompagne d'une légère élévation thermométrique. L'existence de cette période d'incubation entre l'injection d'une toxine microbienne et l'apparition d'un symptôme capital, rappelle l'incubation signalée par MM. Courmont et Doyon il y a deux ans, entre l'injection du poison tétanique et l'apparition des contractures. Dans ce cas toutefois la dose du poison injectée est plus importante que dans le tétanos. Quant à l'hypothermie, une fois commencée elle s'accentue, d'autant que la température ambiante est moins élevée.

Il y a quelques semaines à peine, nous publiions, M. L. Guinard et moi, les résultats de nos expériences sur la *pneumobacilline*, la *malléine* et les produits solubles du *bacillus heminecrobiophilus*. Sans entrer dans le détail, puisque nous exposons nos observations au cours de ce travail, disons seulement que nos recherches ont confirmé bon nombre de résultats déjà observés avec d'autres toxines. Mais nous insistons particulièrement sur quelques faits peu ou pas connus, des plus intéressants, consignés aux conclusions qui terminent cette thèse.

De la lecture des travaux accomplis depuis le début de la question, plusieurs notions importantes ressortent définitivement acquises.

D'abord, c'est que les troubles et les lésions observés dans les maladies infectieuses sont dus aux produits solubles sécrétés par les microbes.

En second lieu, nous savons que ces produits solubles sont complexes : leur masse se compose d'une série de substances capables chacune d'être isolée, injectée, possédant des propriétés spéciales, parfois essentiellement contraires.

Enfin des nombreuses expériences faites jusqu'à présent, il nous semble que ces subtances, suivant leur action, peuvent être divisées en trois groupes :

I.	Substances vaccinantes.	
II.	Substances toxiques.	Poison immédiat. Diastase.
III.	Substances prédisposantes.	

Chacun de ces groupes peut être subdivisé en plusieurs catégories, suivant l'effet durable ou passager, immédiat ou à distance, avec incubation ou non de la toxine injectée.

Nous n'insisterons pas davantage sur ce classement, qui est loin d'être définitif,étant donné les recherches entreprises et les résultats incessamment obtenus.

CHAPITRE II

Actions des produits solubles sécrétés par le Pneumobacillus liquefaciens bovis.

Le *pneumobacillus liquefaciens bovis*, agent pathogène de la péripneumonie du gros bétail, a été isolé pour la première fois et étudié par M. le professeur Arloing. De même que tous les autres microbes, il sécrète une toxine spéciale, particulièrement active, dont les effets physiologiques sont des plus intéressants.

Déjà dans quelques-uns de ses travaux, mais notamment dans une note à l'Académie des Sciences (1893) M. Arloing a signalé plusieurs des caractères généraux de cette toxine. Toutefois il laissait entrevoir que certaines des particularités qu'il avait relevées étaient encore un peu vagues, et pourraient être soumises à de nouvelles études. Ce sont ces recherches que nous avons reprises dans son laboratoire.

Nous avons employé pour nos expériences tantôt des

bouillons de culture filtrés et stérilisés dans lesquels ont végété les microbes de la péripneumonie, tantôt un produit auquel M. Arloing réserve le nom de *pneumobacilline*, et préparé suivant les procédés usités pour la fabrication de la tuberculine et de la malléine.

Avant d'entrer dans l'exposé des expériences, nous déclarons que les effets produits par les injections intraveineuses des bouillons de cultures privés de microbes, et de la pneumobacilline, sont absolument identiques. L'activité de cette dernière serait seulement un peu moindre.

EXPÉRIENCE I. — 20 décembre 1894.

Chien : 16 kilog. Bon état. Pression : 180 millimètres. Pouls: 112 battements à la minute. Respiration : 14. (Fig. 1.)

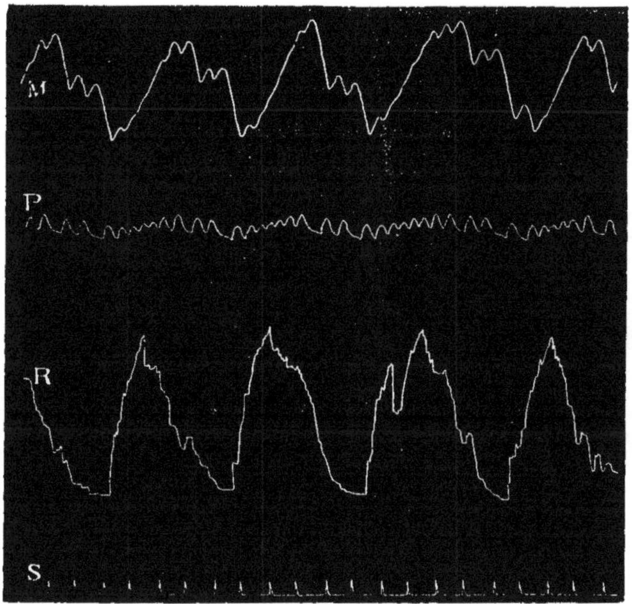

Fig. 1. — (Exp. I) Pneumobacilline. Chien. État normal de la respiration du pouls et de la pression (S : secondes. R : respiration prise avec le pneumographe direct. P : Pouls. M : pression). (3/4 de réduction.)

Une injection de 2 cc. 5 de pneumobacilline est poussée dans la veine jugulaire.

47 secondes après l'injection, la pression baisse brusquement et atteint un niveau très inférieur. Le mouvement de chute s'accentue

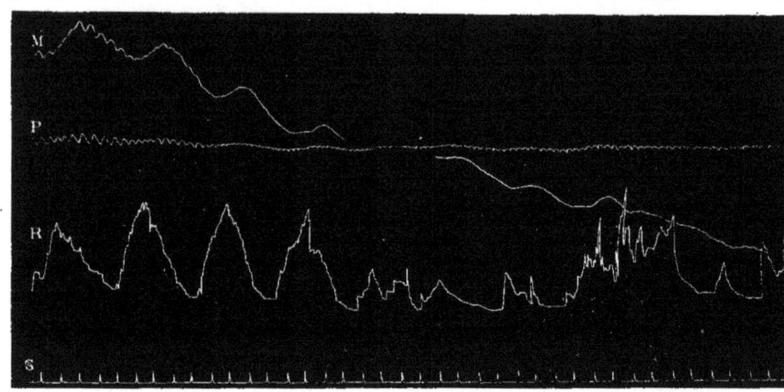

Fig. 2. — Chien. État de la respiration, de la pression, du pouls, 47 secondes après une injection intraveineuse de 2 cc. 5 de pneumobacilline. (3/4 de grandeur naturelle.)

de plus en plus pour arriver, au bout d'une minute et demie, à 62 millimètres (fig. 2), où elle se maintient pendant 56 secondes, (fig. 3).

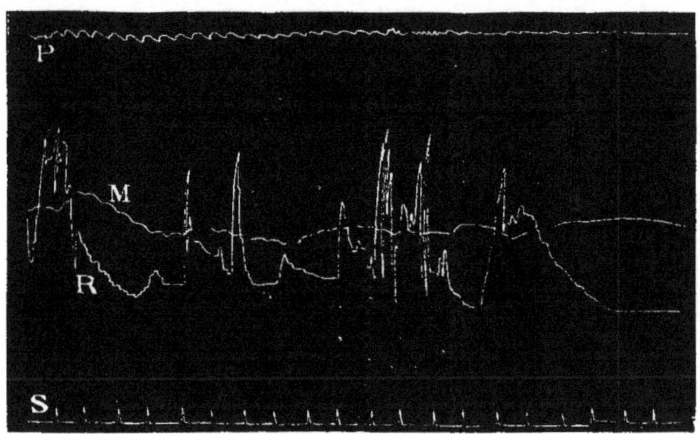

Fig. 3. — Suite du précédent. (3/4 de grandeur naturelle.)

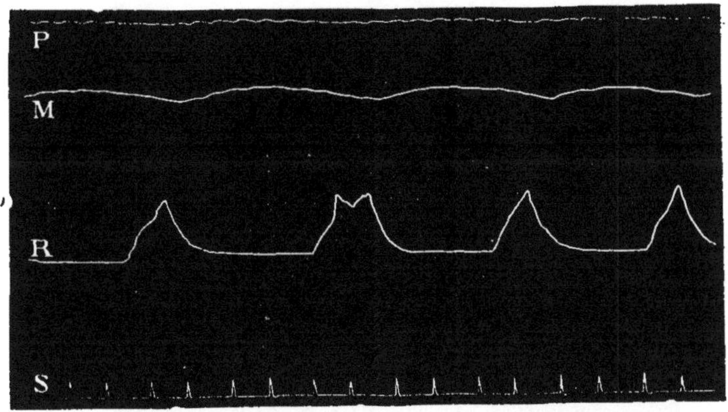

Fig. 4. — État des grandes fonctions 8 minutes après l'injection de 2 cc. 5 de pneumobacilline. (3/4 de grandeur naturelle.)

La pression demeure au-dessous de la normale pendant 8 à 9 minutes environ, puis se relève peu à peu en suivant une ascension progressive (fig. 4).

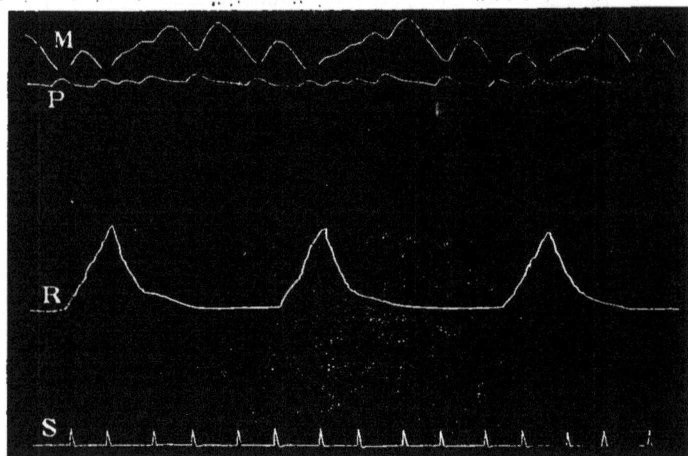

Fig. 5. — Étatdes grandes fonctions 20 minutes après l'injection de 2 cc. 5. (3/4 de grandeur naturelle.)

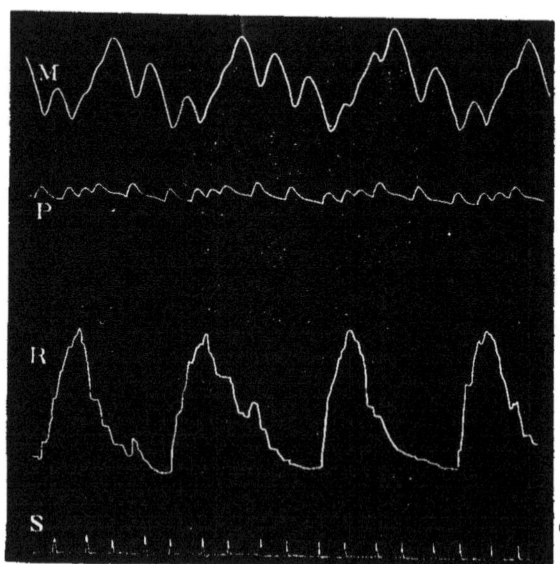

Fig. 6. — État des grandes fonctions 25 minutes apres l'injection de 2 cc. 5 de pneumobacilline. (3/4 de grandeur naturelle.)

15 minutes après la première injection, la pression oscille entre 138 et 168 millimètres.

20 minutes après la première injection, le manomètre oscille entre 158 et 178 millimètres (fig. 5).

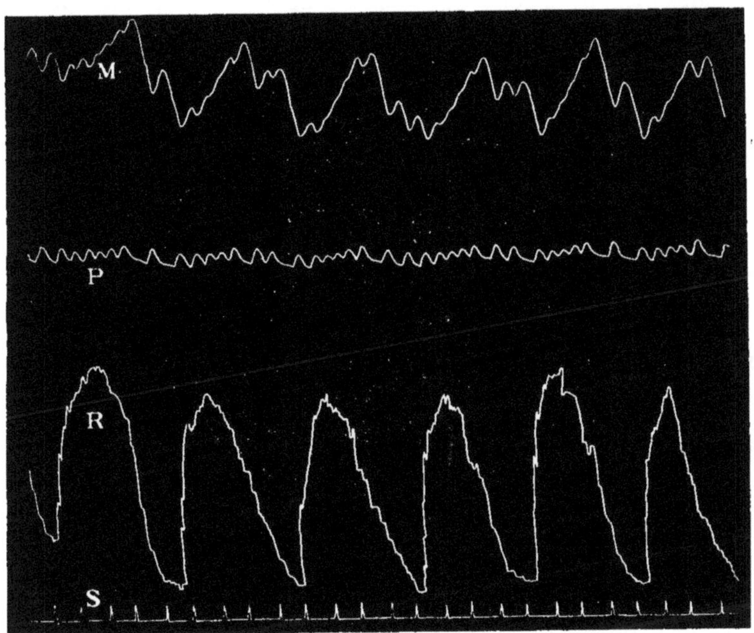

Fig. 7. — État des grandes fonctions 1 minute 1/2 après une nouvelle injection intraveineuse de 5 cc. de pneumobacilline. (3/4 de grandeur naturelle.)

25 minutes après la première injection, tout paraît rentrer dans l'état normal (fig. 6).

L'état des fonctions paraissant satisfaisant, on procède alors à une nouvelle injection intraveineuse de 5 cc. de pneumobacilline.

Aucun trouble ne se manifeste.

La pression se maintient à son état normal (fig. 7).

Une nouvelle injection de 12 cc. de la même substance ne modifie aucunement la pression.

L'expérience est arrêtée.

Du côté du pouls, des phénomènes très apparents se sont montrés. A la suite de la première injection intraveineuse de 2 cc. 5 de la pneumobacilline, ayant produit la baisse de pression, on constate de côté du pouls une *accélération des pulsations qui suit la chute de pression, mais ne la précède pas*. Cette accélération, qui atteint 222 battements par minute, s'accompagne d'un affaiblissement considérable des pulsations qui perdent toute amplitude (fig. 3).

La pression arrivée à son niveau le plus inférieur, le tracé sphygmographique est absolument rectiligne (fig. 4).

Quand elle commence son mouvement ascensionnel, le cœur se ralentit parallèlement, 114 battements (fig. 5).

En résumé, *à mesure que la pression se relève, le cœur se ralentit, à mesure qu'elle baisse il s'accélère*.

Le tableau comparatif suivant montrera bien le phénomène.

Pression	72	millimètres.	Pouls	222	battements.
—	84	—	—	132	—
—	102	—	—	114	—
—	122	—	—	102	—
—	140	—	—	96	—
—	178	—	—	80	—

La respiration, elle aussi, a subi des modifications sensibles pendant cette expérience. Après la première dose de toxine injectée, pendant la baisse de pression, elle est très irrégulière, superficielle, et a des tendances à l'arrêt en expiration : 12 mouvements respiratoires par minute.

Le peu d'amplitude, les pauses respiratoires, le caractère saccadé des mouvements se maintiennent pendant toute la durée de la phase de dépression.

Peu à peu la respiration reprend son rythme normal et 25 minutes après l'introduction de la première quantité de pneumobacilline dans la circulation, malgré de nouvelles doses, le nombre des mouvements respiratoires est de 14, comme à la normale.

EXPÉRIENCE II. — 20 décembre 1894.

Chien : 16 kilog. Bon état. Pression : oscille entre 138 et 170 millimètres. Pouls : 14 pulsations à la minute. Respiration : 14 mouvements.

Une injection de 2 cc. 5 de pneumobacilline est poussée dans la veine jugulaire, en 33 secondes.

41 secondes après le début de l'injection, la pression devient irrégulière et baisse légèrement.

76 secondes après le début de l'injection, la pression est en pleine chute : le manomètre atteint 86 millimètres. Elle se maintient peu de temps à ce niveau inférieur, et, 2 minutes après le début de l'injection, elle est remontée à 152 millimètres.

Des injections successives intraveineuses, d'abord de 5 centimètres cubes, puis de 10 centimètres cubes, ne produisent plus aucun effet.

5 minutes après l'injection des 10 derniers centimètres cubes, la pression oscille entre 148 et 172 millimètres. Elle se maintient à ce niveau jusqu'à la fin de l'expérience que l'on est obligé d'interrompre quelques minutes après.

Du côté du pouls, des modifications ont été observées

comme dans l'expérience I. Dans la phase succédant immédiatement à l'injection initiale, 35 secondes avant la chute absolue de pression, le cœur s'est beaucoup accéléré, en même temps on constate que les pulsations ont considérablement perdu de leur amplitude.

On compte 215 pulsations à la minute.

Pendant la phase d'hypotension, le tracé sphymographique indique 252 pulsations.

Ici comme dans l'expérience I, nous remarquons que le pouls s'accélère à mesure que la pression baisse, pour se ralentir ensuite, quand elle se relève.

Voici d'ailleurs le tableau comparatif :

Pression	86	millimètres.	Pouls	252	battements.
—	134	—	—	156	—
—	141	—	—	108	—
—	152	—	—	84	—

La respiration est toujours troublée dans la phase d'hypotension. Chez cet animal ce qu'il y a eu de caractéristique au point de vue de cette fonction, c'est une accélération avec diminution d'amplitude, après l'injection de la totalité de la dose de pneumobacilline. Les mouvements respiratoires sont arrivés à 26 par minute.

Caractères généraux. — Les deux chiens qui ont servi aux expériences précédentes ont présenté en plus des modifications graphiques que nous venons de rapporter, des phénomènes particuliers et intéressants.

Nous avons observé chez chacun d'eux une hypersécrétion considérable des glandes salivaires et intestinales. Cette dernière, accompagnée par un réveil du péristaltisme, se traduisait par des évacuations diarrhéiques et des borborygmes nettement perceptibles.

En même temps, les animaux étaient plongés dans une sorte de torpeur, un abrutissement se manifestant quand on les a mis à terre, par une grande tristesse, de l'incoordination dans les mouvements et une attitude légèrement titubante. Ils se sont étendus à terre l'un et l'autre, paraissant harassés, mais l'un d'eux a présenté, 45 minutes après l'injection de pneumobacilline, un état nauséeux suivi de quelques efforts de vomissements.

Le lendemain (21 décembre), ils paraissaient tristes, avaient le regard mort, les poils hérissés, la tête basse, la queue entre les jambes : ils refusaient toute nourriture.

Dans la soirée, cet état s'est aggravé : l'un est mort dans la nuit, l'autre dans la matinée du 22 décembre.

Autopsies. — A l'ouverture des deux cadavres, on est surtout frappé par la coloration et les caractères du sang : il est noir, incoagulé, et rougit très difficilement à l'air.

Les organes parenchymateux, rate, foie, reins, sont gorgés de sang. Les poumons, œdémateux et congestionnés, montrent des plaques rouge sombre en différents points.

En résumé, ces lésions sont celles de la mort par intoxication.

EXPÉRIENCE III. — 31 janvier 1895.

Chien : 17 kg. 500. Bon état. Pression oscillant entre 154 millimètres et 188 millimètres. Pouls : 80 pulsations à la minute. Respiration : 16 mouvements en moyenne, très irrégulière.

L'expérience commence à 3 h. 45.

Les injections sont pratiquées avec un bouillon ensemencé le 16 janvier 1895 avec des microbes de *pneumobacillus liquefaciens bovis*, et stérilisé.

On fait une injection de 2 cc. 5 de ce bouillon dans la veine jugulaire, en 23 secondes.

38 secondes après le début de l'injection, la pression commence à se troubler.

70 secondes après le début de l'injection la chute de pression s'accuse, le manomètre atteint 94 millimètres et après quelques

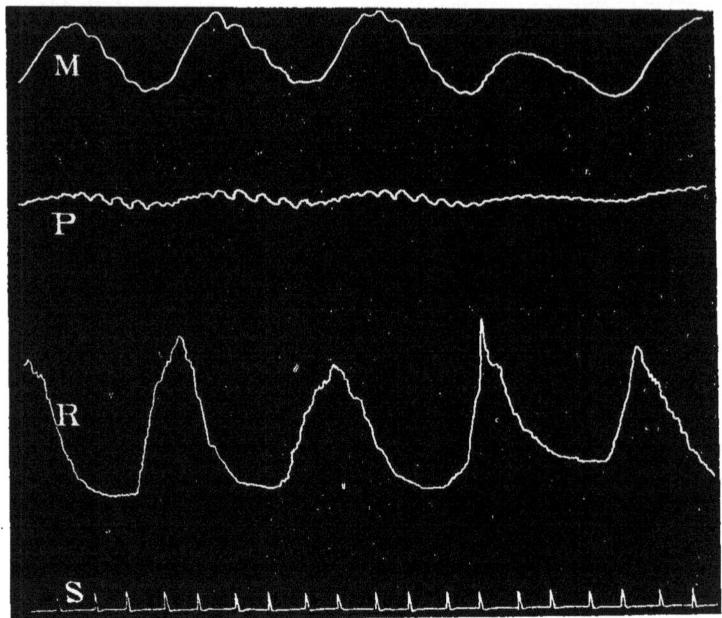

Fig. 8. — (Exp. III). Pneumobacilline. Chien. État des grandes fonctions 20 minutes après l'injection intraveineuse de 2 cc. 5 de pneumobacilline. (S : seconde. R : respiration enregistrée avec le pneumographe direct. P : pouls. M : pression). (Grandeur naturelle.)

oscillations touche à 84 millimètres, et arrive même à 62 millimètres.

Au bout de 9 minutes elle remonte peu à peu, progressivement et se maintient bientôt entre 124 millimètres et 136 millimètres.

20 minutes après le début de l'injection nous la trouvons entre 128 millimètres et 148 millimètres (fig. 8).

30 minutes après le début de l'injection, elle est remontée à un niveau qui varie entre 146 millimètres et 162 millimètres.

On pratique à ce moment une seconde injection de 2 cc. 5 de la même substance.

Rien de particulier à signaler immédiatement après cette nouvelle dose.

2 minutes 30 secondes après cette deuxième injection, la pression se maintient entre 150 millimètres et 166 millimètres.

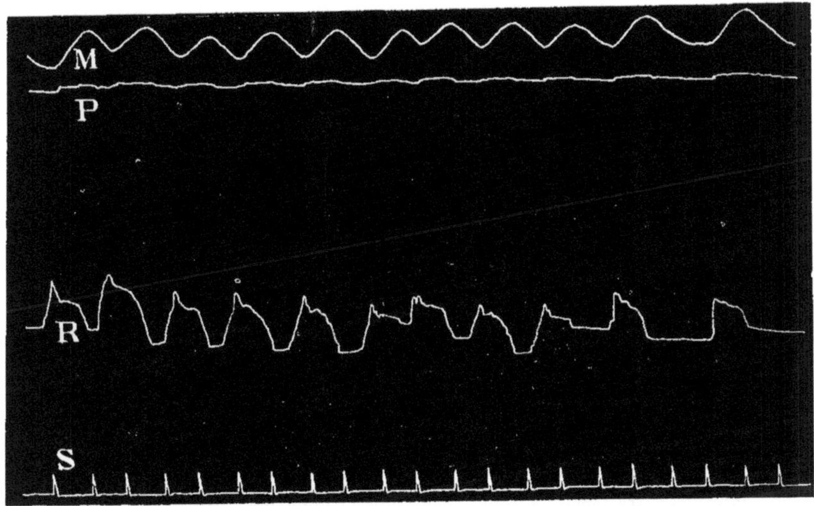

Fig. 9. — État des grandes fonctions 30 minutes après des injections intraveineuses portant à 45 cc. la dose totale de pneumobacilline injectée. (Grandeur naturelle.)

45 minutes après le début de l'expérience, troisième injection avec 5 centimètres cubes du même bouillon.

Aucune modification ne se produit dans la pression.

55 minutes après le début de l'expérience, quatrième injection avec 10 centimètres cubes de la même substance. On ne relève encore rien d'anormal.

1 heure 5 minutes après le début de l'expérience, injection massive de 25 centimètres cubes, ce qui porte à 45 centimètres cubes le total de la dose injectée (fig. 9).

A la suite de cette cinquième injection, très progressivement la pression commence à baisser. Elle tombe lentement, de 5 en 5 minutes, par exemple, de 153 millimètres à 124 ; 102 ; 93 ; 71.

A partir de ce moment le manomètre ne descend plus qu'avec une extrême lenteur ; vers la fin de l'expérience qui a duré 2 heures et demie, on le trouve à 68 millimètres (fig. 10).

Le pouls a présenté, comme dans nos autres expériences, de sérieuses modifications.

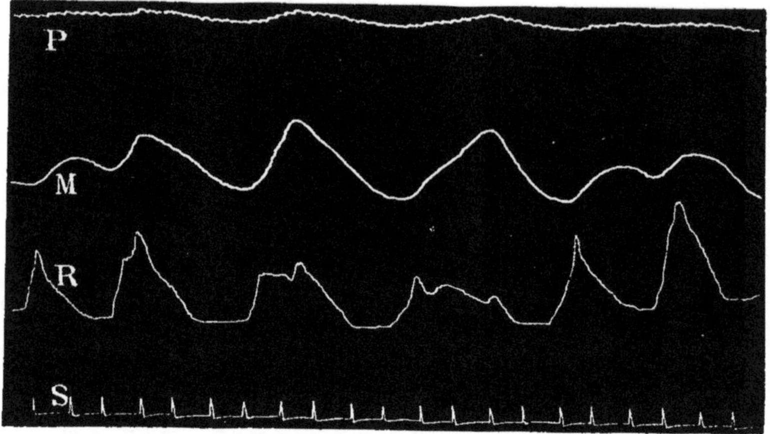

Fig. 10. — État des grandes fonctions 1 heure 1/2 après des injections intraveineuses portant à 45 cc. la dose totale de pneumo-bacilline injectée. (Grandeur naturelle.)

Après la première injection, alors que la pression commençait à baisser, le pouls donnait 116 pulsations.

Pendant la période de dépression, le manomètre marquant 94 millimètres, le sphygmographe enregistrait 193 pulsations. Le tracé devient ensuite rectiligne, et il est impossible de compter les mouvements au cours de la phase d'hypotension.

A mesure que la pression se relève, nous voyons que les pulsations se maintiennent autour de 150 à 152 par minute.

Dans cette expérience nous n'assistons plus au même

phénomène qui nous avait frappé dans les autres : ici le cœur ne se relève pas parallèlement à la pression. Au contraire, durant toute l'expérience, le cœur n'a jamais repris son rythme normal : *il est toujours allé en s'affaiblissant et en s'accélérant de plus en plus.*

Ainsi, lorsque la pression est revenue à son niveau normal, avant l'injection de la deuxième dose, le nombre des battements s'est maintenu à 128, au lieu de 80 qu'ils représentaient à l'état sain.

Les injections successives diminuent l'amplitude des pulsations et les accélèrent. Après avoir reçu les 45 centimètres cubes de bouillon toxique, pendant que la pression balançait entre 158 et 180 millimètres, on comptait 164 pulsations.

Tout à fait à la fin de l'expérience nous relevons 232 battements, le manomètre ne marque que 68 millimètres. Malgré leur fréquence sur le tracé, les pulsations cardiaques sont nettement perceptibles : ceci tendrait à montrer qu'il existe entre les troubles vaso-moteurs et ceux du cœur une certaine indépendance. En effet, en plaçant la main sur le thorax du chien on sent fort bien les pulsations cardiaques qui ont encore une certaine énergie.

Voici le tableau comparatif du pouls et de la pression.

Pression	(chute)	94	millimètres	Pouls	192
—	(relèvement)	136	—	—	152
—	—	162	—	—	128
—	(après 45 cc.)	170	—	—	164
—	(chute ultime)	71	—	—	232

La respiration a été très irrégulièrement modifiée. Ce qui domine, c'est l'accélération avec tendance au rythme saccadé et quelques arrêts en expiration.

Caractères généraux. — Ce chien pendant toute la durée de l'expérience a beaucoup salivé ; il a présenté aussi de la dysurie et quelques défécations diarrhéiques. Il est resté abattu, dans un état complet d'anéantissement et de dépression.

Mis à terre l'animal avait une marche titubante et de l'incoordination dans les mouvements. Les modifications thermiques observées ne nous permettent pas d'avancer d'une façon ferme les variations subies par la température.

40 minutes après la fin de l'expérience, l'animal a manifesté des mouvements nauséeux : il salivait, avait du mâchonnement, portait la tête basse, se léchait. Les efforts de vomissements ne tardent pas à apparaître ; ils sont extrêmement violents et semblent très douloureux, l'animal vomissant à vide, ils durent environ 2 heures.

Le lendemain, 1er février, le sujet est excessivement triste : poils hérissés, physionomie anxieuse ; il reste debout, la tête basse, respirant avec difficulté, dans l'attitude du chien qui se prépare à vomir; toutefois il ne rejette rien. En l'observant attentivement et surtout quand on le fait déplacer, on observe une faiblesse non douteuse du train postérieur.

Ce dernier symptôme s'est de plus en plus accusé dans l'après-midi, la station droite devient impossible. La souffrance paraît grande : il plaint sans cesse, ne porte aucun intérêt aux personnes qui l'approchent. A tout moment il cherche à se déplacer, mais n'arrive qu'à mouvoir la partie antérieure de son corps, le train postérieur demeure immobile complètement paralysé.

La sensibilité, tout en étant très diminuée, n'a pas disparu : en piquant fortement l'animal on peut encore le voir réagir.

La faiblesse s'accuse de plus en plus ; dans la soirée le chien est sur le flanc, il meurt la nuit suivante.

Autopsie. — Faite 6 heures après la mort.

On relève une congestion intense et généralisée de tout le système vasculaire. Le sang est noir, incoagulé, ne s'oxydant à l'air que très difficilement.

Le foie, la rate et les reins sont tuméfiés, gorgés de sang, leur tissu est friable. La congestion des reins est si intense que l'on distingue à peine une démarcation entre les zones corticale et centrale.

A l'ouverture de l'intestin, on constate dans le côlon des hémorragies de la muqueuse, qui ne se retrouvent pas dans l'intestin grêle.

L'estomac présentait une lésion rare et intéressante, qu'expliquent fort bien les violents efforts de vomissement que l'animal a eus dans ses derniers moments. L'anneau pylorique et la première partie du duodenum étaient totalement invaginés dans l'intérieur de la cavité stomacale.

A la palpation extérieure cette lésion se manifestait par un cylindre induré d'une longueur de 5 à 6 centimètres formant une saillie au niveau de l'estomac.

Les poumons, œdématiés, congestionnés.

Le cœur ne montrait aucune lésion.

A l'ouverture du crâne et du canal rachidien, on constatait la dilatation des vaisseaux, gorgés de ce sang noir dont nous avons parlé plus haut. La substance corticale montre à la coupe un piqueté hémorragique très abondant. A la base du cerveau, la substance nerveuse est comme ramollie, et représente une sorte de pulpe grisâtre. Cette altération s'observe jusqu'au niveau du bulbe.

La moelle, sauf une vive congestion, ne présente rien de particulier.

EXPÉRIENCE IV. — 24 janvier 1895.

Bouvillon : 150 kilogrammes. Bon état. Pression : 161 millimètres. Pouls : 50 pulsations à la minute. Respiration : 8 mouvements (fig. 11).

On emploie la pneumobacilline préparée par M. le professeur Arloing.

Une injection de 2 cc. 5 est faite dans la veine jugulaire, 30 secondes après, survient une chute soudaine de pression avec accélération et affaiblissement des pulsations. La pression tombe à

92 millimètres, et le pouls donne 84 battements à la minute. Ce trouble circulatoire dure à peine 25 secondes.

Puis le manomètre s'élève assez rapidement et atteint, après une légère surélévation au-dessus de la normale, le niveau moyen de

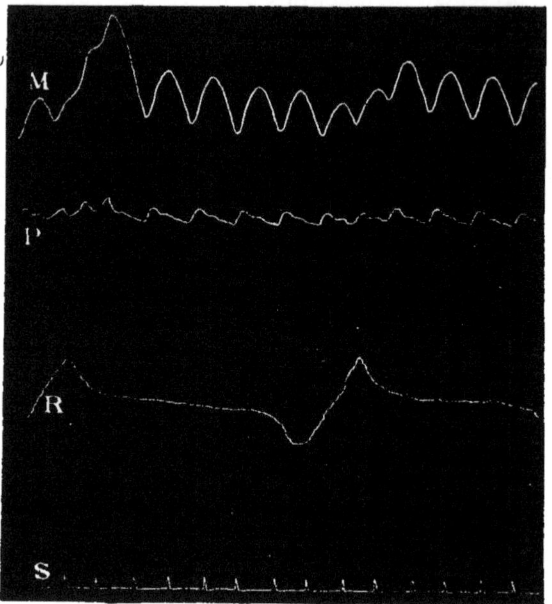

Fig. 11. — Pneumobacilline. Bouvillon. État normal des grandes fonctions (S : secondes. R : respiration enregistrée avec le pneumographe direct. P : pouls. M : pression). (5/6 de grandeur naturelle.)

156 millimètres. Le pouls à ce moment est peu modifié : 42 pulsations. Une nouvelle injection intraveineuse de 5 centimètres cubes est faite.

Le résultat immédiat est de déterminer le relèvement du niveau moyen de la pression qui oscille autour de 171 millimètres. Le pouls donne 80 pulsations. Cet état se maintient sans modification pendant 15 minutes.

Nouvelle injection intraveineuse de 15 centimètres cubes. Le résultat immédiat sur la pression est nul ; le cœur paraît être très légèrement ralenti (fig. 12).

On continue l'expérience sans injecter de nouvelles doses de pneumobacilline pendant 45 minutes. Pendant ce temps, des modifications appréciables se développent lentement : le pouls est toujours un peu accéléré (60 pulsations), la pression est à 150 millimètres (fig. 13).

Une nouvelle injection intraveineuse de 10 centimètres cubes est pratiquée. Immédiatement l'état du pouls et de la pression ne se modifie pas. Puis on note une continuation de la marche descendante de la courbe manométrique, avec accélération et affaiblissement du pouls (fig. 14).

Successivement la pression tombe à 128 millimètres; 118; 114. Le pouls passe progressivement à 60, 66, 84 pulsations (fig. 15).

En comparant la marche du pouls et de la pression, nous voyons qu'ici, comme dans les expériences I et II, les pulsations augmentent de fréquence à mesure que le manomètre baisse. Voici d'ailleurs le tableau :

2 cc, 5	Pression	92	millimètres	Pouls 48
	—	156	—	— 42
15 cc.	—	150	—	— 60
10 cc.	—	128	—	— 60
	—	118	—	— 66
	—	114	—	— 84

Toutes ces variations se sont produites avec beaucoup de lenteur, mettant une heure pour se manifester, et s'accusant progressivement pendant un temps égal. Rien ne prouve que, l'expérience étant poussée plus loin, une aggravation des symptômes que nous venons de signaler ne se soit produite. Il y a tout lieu d'admettre cette idée, si

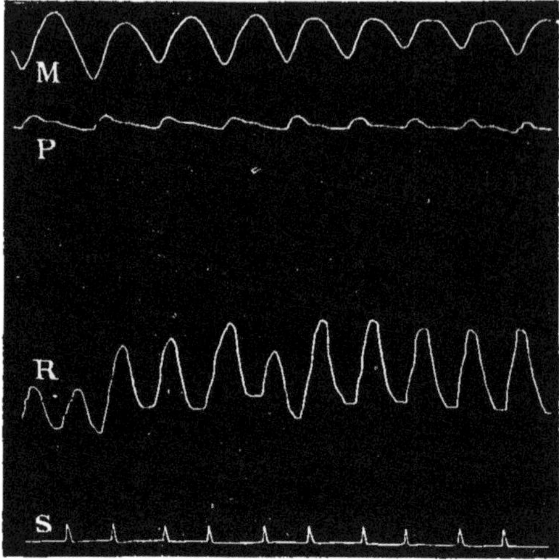

Fig. 12. — État des grandes fonctions après des injections intraveineuses portant à 22 cc. 5 de pneumobacilline la dose totale injectée. (5/6 de grandeur naturelle.)

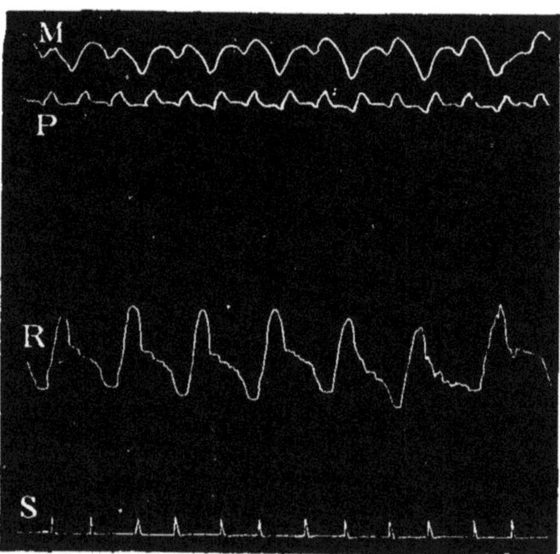

Fig. 13. — 45 minutes après les injections intraveineuses portant à 22 cc. 5 la dose totale de pneumobacilline injectée. (5/6 de grandeur naturelle.)

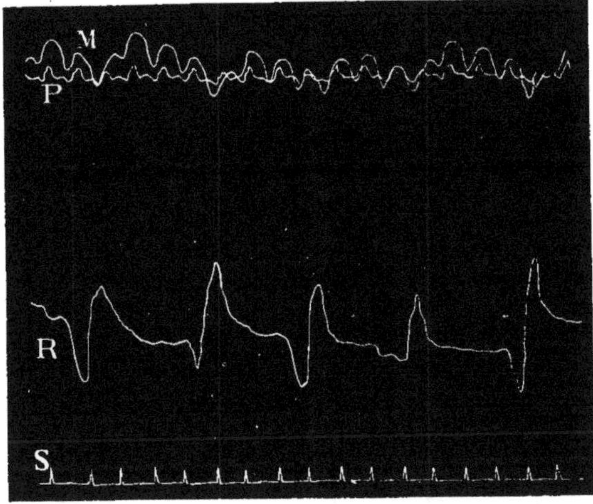

Fig. 14. — État des grandes fonctions après des injections intraveineuses portant à 32 cc. 5 la dose totale injectée. (5/6 de grandeur naturelle.)

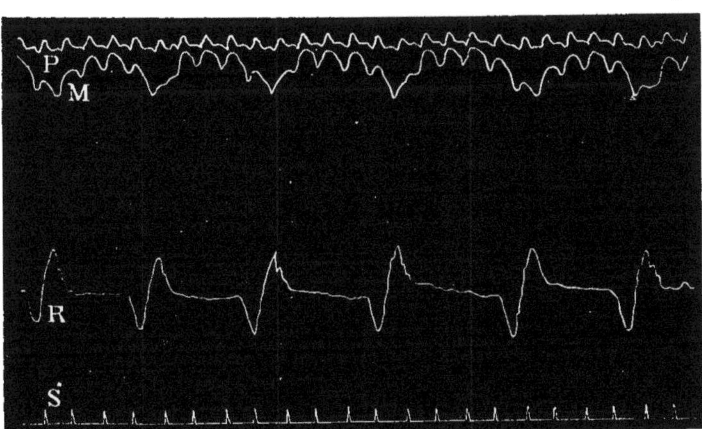

Fig. 15. — État des grandes fonctions 2 heures après les injections intraveineuses de pneumobacilline portant à 32 cc. 5 la dose totale injectée. (5/6 de grandeur naturelle.)

nous nous reportons à ce qui a été vu dans l'expérience III. Alors que chez le chien les troubles respiratoires n'ont que peu d'importance, étant donnée la diversité des effets constatés, il est immédiatement intéressant de remarquer que chez le bœuf ils sont plus accusés et plus significatifs.

Dès la première injection de pneumobacilline, la respiration s'accélère, devient superficielle et haletante. Les injections successives produisent des pauses expiratoires nombreuses.

Après l'injection des 22 centimètres cubes les mouvements respiratoires sont très accélérés (40-70 par minute). A mesure que la pression tombe, la respiration, tout en demeurant plus fréquente qu'à l'état normal, reprend franchement le type précédemment décrit.

Caractères généraux. — La première dose de pneumobacilline a produit immédiatement une vive anxiété respiratoire avec accélération des mouvements du thorax, et un malaise général. A mesure que les injections étaient répétées, on voyait survenir une hypersécrétion considérable des glandes salivaires, du mufle et de la muqueuse des voies respiratoires. Rien du côté du tube digestif.

A la fin de l'expérience, hyperthermie : 39°,9.

Le système nerveux semblait déprimé ; sur la table l'animal était comme abattu, plongé dans une sorte de torpeur apparente. Mis à terre, le bouvillon ne se tenait debout qu'avec beaucoup de difficulté, les membres écartés comme s'il cherchait à élargir sa base de sustentation.

Quand 30 minutes après la fin de l'expérience, on a voulu le conduire à l'étable, il oscillait, particulièrement du train postérieur et se heurtait aux murs.

Les suites n'ont pas été aussi simples qu'elles eussent pu l'être s'il se fut agi d'un chien ayant reçu proportionnellement à son poids une dose égale de pneumobacilline.

Le lendemain, 25 janvier, l'animal était encore très malade, refusant la nourriture, ne ruminant pas, salivant en abondance. Diarrhée fréquente.

Les modifications sécrétoires ont persisté longtemps ; cinq jours après l'expérience elles n'avaient pas encore complètement disparu. Peu à peu l'animal s'est rétabli, mais son état normal n'est complètement revenu qu'au bout de trois semaines.

EXPÉRIENCE V. — 7 février 1895.

Chien : 21 kg. 500. Bon état.

Cet animal a reçu le 5 février, 10 centimètres cubes de pneumo-

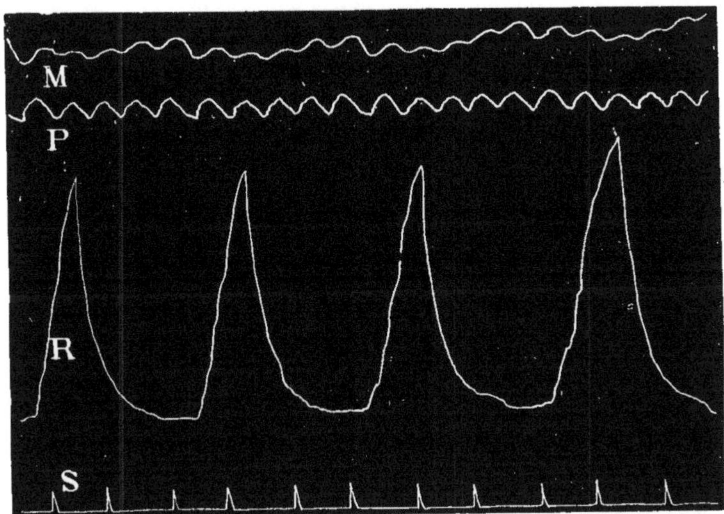

Fig 16. — Pneumobacilline. Chien. (Exp. V). État des grandes fonctions 48 heures après une injection intraveineuse de 10cc. de pneumobacilline (S : secondes. R : respiration enregistrée avec le pneumographe direct. P : pouls. M : pression). (Grandeur naturelle.)

bacilline dans la veine jugulaire (bouillon stérilisé où a végété une culture de *pneumobacillus bovis* (ensemencée le 15 janvier).

Cette injection a paru déterminer immédiatement les troubles signalés habituellement en pareille circonstance. Le sujet a salivé et eu de la diarrhée. Le chien ne présentait aucun signe pathologique, sauf un peu d'hypertension bien nettement perceptible à l'exploration digitale.

Le 7 février, 48 heures après l'injection, l'animal est mis en expérience. La pression est uniformément basse ; elle est à 120 millimètres. Les oscillations sont faibles ; leur simple examen permet de reconnaître la vaso-dilatation avec gêne circulatoire à la périphérie et stase sanguine. Le pouls accuse 88 pulsations à la minute. On note chez cet animal mieux que chez beaucoup d'autres les intermittences physiologiques spéciales aux sujets de cette espèce.

La respiration a beaucoup d'amplitude : 16 mouvements par minute (fig. 16).

On injecte dans la veine 5 centimètres cubes de la même substance. Cette injection qui détermine une chute immédiate et assez brusque de la pression, que nous avons toujours constatée, ne produit plus un semblable effet chez cet animal.

Le niveau moyen de la pression demeure à peu près constant ; les mouvements respiratoires ont une plus grande amplitude ; seul le pouls est influencé. Ses mouvements sont beaucoup plus accélérés (fig. 17).

En résumé, il est intéressant de constater qu'une injection intraveineuse préalable de pneumobacilline s'oppose 48 heures après aux troubles à grands fracas vasomoteurs, toujours observés à la suite d'une première introduction de cette substance toxique. Toutefois, les effets sur le cœur ne font pas défaut, puisque nous le voyons s'accélérer en même temps que les pulsations perdent leur énergie.

Quand on a ramené le chien à sa loge, il paraissait déprimé, mais ne montrait pas les graves symptômes relevés chez les autres animaux. Son état général semblait assez satisfaisant, aussi a-t-on été surpris, le lendemain matin, de le trouver inanimé.

Autopsie. — Les mêmes lésions contatées chez les sujets

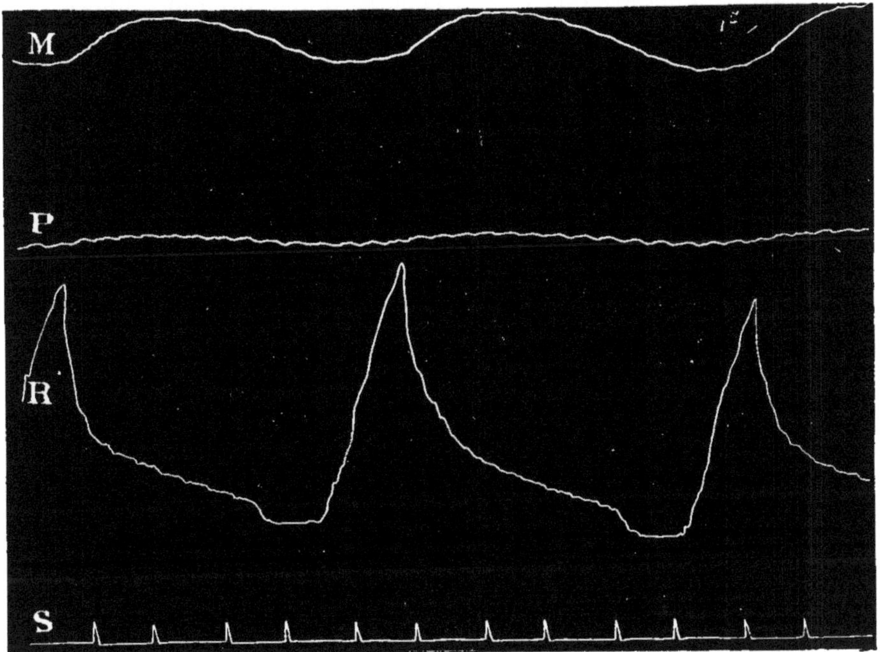

Fig. 17. — État des grandes fonctions, l'animal ayant reçu en 48 heures 15 cc. de pneumobacilline, les injections intraveineuses faites en 2 fois. (Grandeur naturelle.)

injectés avec la pneumobacilline ont été relevées dans ce cas ; congestion intense des viscères qui sont gorgés de sang noir, visqueux, s'oxydant mal.

Aucune autre modification ne se montrant dans les organes, c'est bien à l'intoxication qu'il faut attribuer cette fin rapide et inattendue.

De cette expérience, deux faits ressortent nettement : le premier, c'est que chez un animal ayant reçu une dose faible de pneumobacilline, une nouvelle injection de toxine pratiquée 48 heures plus tard ne provoque plus les troubles vaso-moteurs à grands fracas que nous avons toujours observés à la suite d'une première injection. L'accoutumance aux premiers effets du poison se maintient donc au moins pendant ce laps de temps.

En second lieu, nous trouvons encore dans cette expérience l'indication d'une particularité peu ou pas connue : l'action favorisante d'une injection de toxines microbiennes sur les effets d'une dose injectée ultérieurement, qui n'eût pas été mortelle chez un animal n'ayant encore subi aucun contact avec les produits solubles.

En effet, ce chien a reçu une première injection de 5 centimètres cubes de pneumobacilline qui n'a pas déterminé pendant les heures suivantes de graves symptômes.

48 heures après, il reçoit une nouvelle injection de 5 centimètres cubes de la même substance, ce qui porte à 10 centimètres cubes la quantité de poison reçue en 2 jours. Cette dose n'a jamais déterminé la mort de l'animal, soit immédiatement, soit plus tard, même ayant été administrée en une seule expérience.

De ceci, nous sommes en droit de conclure que la première injection de pneumobacilline a eu une action favorisante pour les effets nocifs de la seconde.

EXPÉRIENCE VI. — 14 février 1895.

Chien : 21 kilogrammes. — Bon état.

Dans cette expérience, nous nous proposons d'étudier directement les modifications subies par le cœur sous l'influence de la

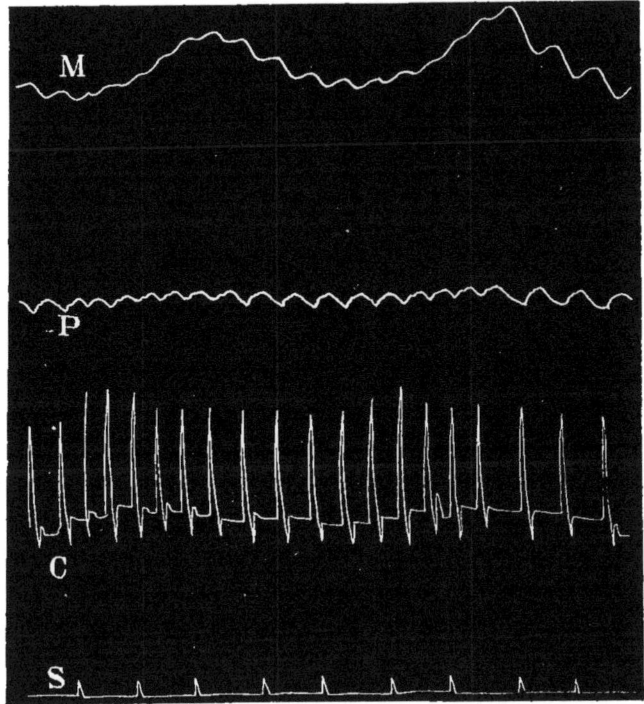

Fig. 18. — Pneumobacilline. Chien. (Exp. VI.) État normal des contractions cardiaques, du pouls, de la pression (S : secondes. C : contractions cardiaques. M : pression). (Grandeur naturelle.)

pneumobacilline, au moyen du cardiographe à aiguille de Laulanié. — L'animal est très calme et convient parfaitement à cette recherche qui demande une grande immobilité. En même temps que le tracé direct du cœur, nous relevons la pression et le pouls.

Nous relevons ainsi à l'état normal : contractions cardiaques, 126 par minute, ayant une amplitude moyenne de 16 millimètres. Pression, 165 millimètres (fig. 18).

On fait dans la veine jugulaire une injection de 2 cc. 5 de pneumobacilline.

37 secondes après le début de l'injection, le cœur s'accélère, 138 pulsations, et s'affaiblit légèrement. L'amplitude de ses contractions n'est plus que de 12 millimètres.

La pression cède lentement, atteint 155 millimètres (fig. 19).

55 secondes après le début de l'injection, la chute franche de la pression s'établit pendant que le cœur s'affaiblissant encore inscrit 210 pulsations à la minute.

3 minutes après le début de l'injection, on a un ralentissement notable du cœur : 100 battements, avec des intermittences fréquentes. La pression n'est qu'à 48 millimètres (fig. 20).

Ces troubles cardiaques nous avaient échappé dans nos autres expériences : n'enregistrant pas le cœur, nous n'obtenions à ce moment qu'une ligne droite, ne nous donnant aucun renseignement sur l'état de cet organe.

La pression reste stationnaire à son niveau inférieur pendant 3, 4 minutes. Le cœur ne présente plus que 84 contractions, mais leur amplitude est supérieure à celle qu'on enregistrait à l'état normal : elle s'élève à 22 millimètres (fig. 21).

Donc, pendant la phase d'hypotension primitive qui suit immédiatement l'injection initiale, *le cœur, après s'être accéléré en s'affaiblissant un peu, se ralentit en se renforçant*. Ce renforcement n'agit pas sur la pression qui demeure à peine ondulée. Ceci prouve une vaso-dilatation considérable avec relâchement des vaisseaux.

La pression se relève progressivement, et 8 minutes après le début de l'injection, le manomètre marque 72 millimètres, le cœur inscrivant 75 contractions (fig. 22). Le caractère de ces contractions est brusque : le soulèvement et la chute de la plume sont très rapides.

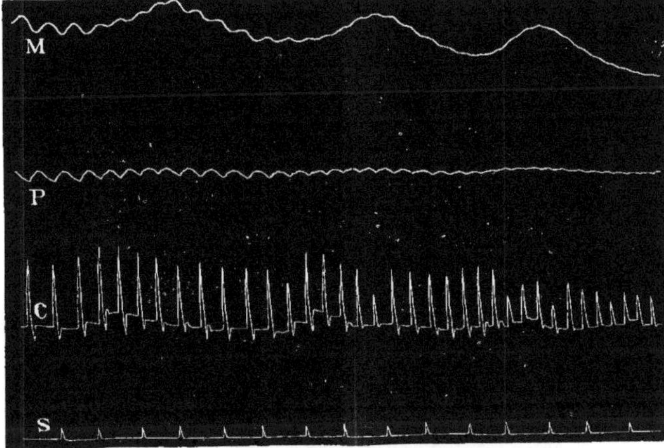

Fig. 19. — État des contractions cardiaques, du pouls, de la pression 37 secondes après l'injection de 2 cc. 5 de pneumobacilline. (Grandeur naturelle.)

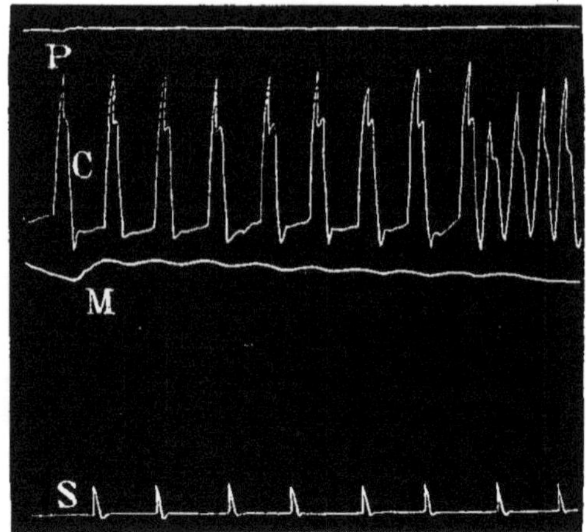

Fig. 20. — État des contractions cardiaques, du pouls et de la pression 3 minutes après l'injection intraveineuse de 2 cc. 5 de pneumobacilline. (Grandeur naturelle.)

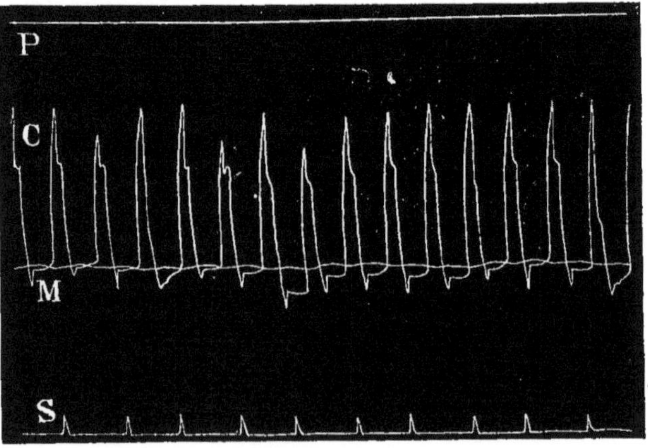

Fig. 21. — État des contractions cardiaques, du pouls et de la pression 5 minutes après l'injection intraveineuse de 2 cc. 5 de pneumobacilline. (Grandeur naturelle.)

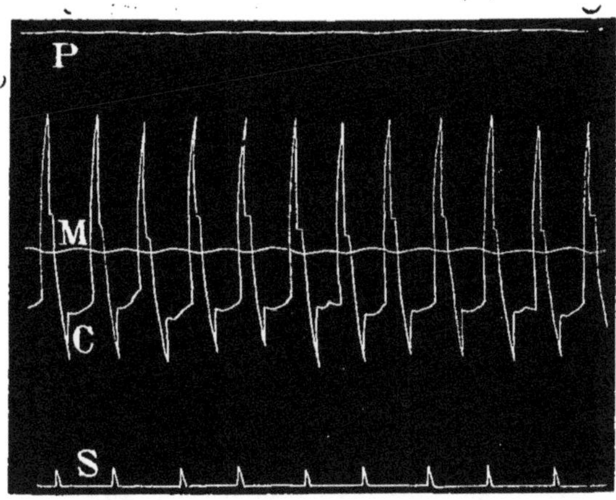

Fig. 22. — État des contrations cardiaques, du pouls et de la pression 8 minutes après l'injection intraveineuse de 2 cc. 5 de pneumobacilline. (Grandeur naturelle.)

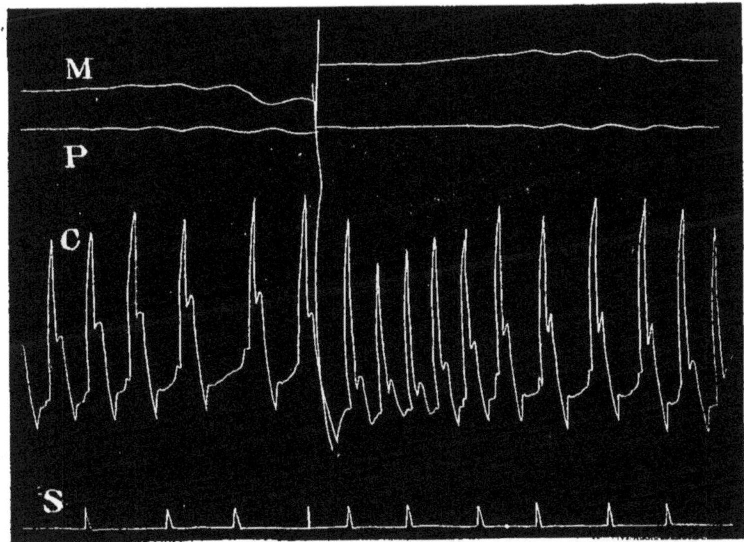

Fig. 23. — État des contractions cardiaques, du pouls et de la pression. — *A gauche :* 20 minutes après l'injection intraveineuse de 2 cc. 5 de pneumobacilline. — *A droite :* 45 minutes après cette même injection. (Grandeur naturelle.)

20 minutes après la première injection, la pression est remontée à 118 millimètres et le cœur est à 96 contractions.

45 minutes après la première injection, la pression est à 124 millimètres et le cœur se maintient à 96 (fig. 23).

Nouvelle injection intraveineuse de 2 cc. 5 de pneumobacilline.

Cette dose ne produit aucun résultat, qu'un relèvement passager du cœur dont les contractions arrivent au chiffre de 120 millimètres. L'état de la pression n'est aucunement modifié, elle oscille autour de 128 millimètres (fig. 24).

L'expérience est encore continuée pendant 30 minutes, ce qui porte à 1 heure et demie l'intervalle écoulé depuis le début de la première injection. Le tracé, en ce moment, inscrit comme pression 120 millimètres, et au pouls 144 pulsations (fig. 25).

Ce tracé confirme à nouveau ce que nous avons déjà vérifié : la chute de pression et l'accélération cardiaque tardives, qui sont la preuve manifeste qu'un certain temps est nécessaire aux toxines, soit pour l'imprégnation de l'organisme, soit pour l'incubation.

Caractères généraux. — A la suite de la première injection, le sujet a présenté d'abord un peu d'agitation bientôt suivie d'un calme absolu : il restait sur la table, inerte, paraissant dormir, mais conservant toutefois toute sa sensibilité. Le globe oculaire était recouvert par la troisième paupière. Cet état persiste jusqu'à la fin de l'expérience. Un peu de salivation. Mis à terre, l'animal reste abruti.

Dans l'après-midi (l'expérience a été faite le matin), le chien reconduit dans sa loge paraît reprendre son état normal.

Le lendemain, 15 février, le sujet est gai, accepte les aliments. La température est normale, 39°,4.

Le 16 février, l'état est moins satisfaisant : tristesse, manque d'appétit, hypersécrétion salivaire, évacuations diarrhéiques striées de sang. Température, 39°,7.

17 février. — Aggravation des symptômes : le sujet demeure

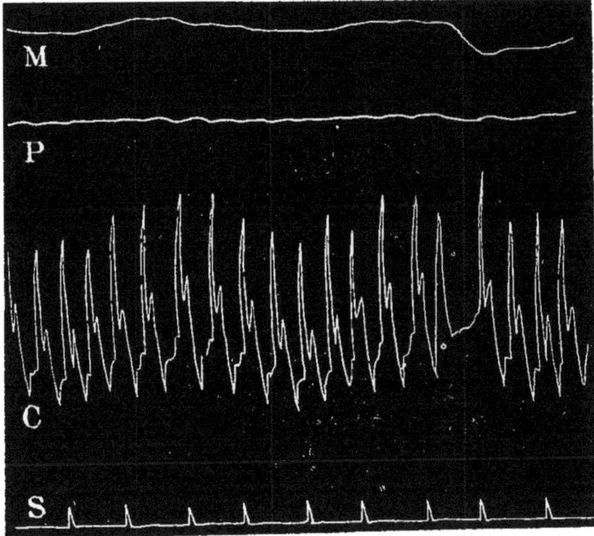

Fig. 24. — État des contractions cardiaques, du pouls et de la pression après une nouvelle injection de 2 cc. 5 de pneumobacilline. (Grandeur naturelle.)

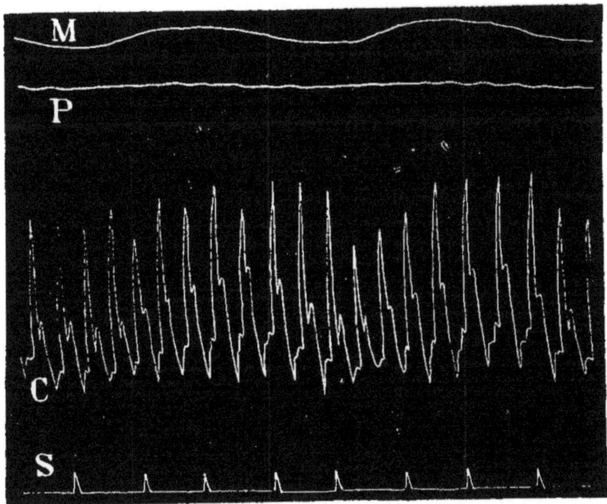

Fig. 25. — État des contractions cardiaques, du pouls et de la pression, 1 heure 1/2 après le début de l'expérience. (Grandeur naturelle.)

blotti dans un coin de sa loge, facies morne, orbites excavées, nez sec, indifférent : refus absolu d'aliments. Température, 39°,7.

18 février. — L'état des symptômes est exagéré, la dépression est beaucoup plus accusée.

19 février. — Le chien est trouvé mort.

Autopsie. — Toujours les mêmes lésions congestives relevées chez les autres sujets. Cependant ici nous trouvons des signes d'entérite très accentués. Les muqueuses digestives, particulièrement celle de l'intestin grêle, sont rouge-vif, et recouvertes d'une couche épaisse d'un mucus jaunâtre.

EXPÉRIENCE VII. — 16 février 1895.

Pratiquée pour contrôler le fait déjà observé de l'influence prédisposante d'une injection préalable de toxine sur les effets de cette même toxine.

Chien A. — Jeune, pesant 18 kilogrammes. Excellent état. Reçoit dans la jugulaire 15 centimètres cubes d'une culture stérilisée par la chaleur de *pneumobacillus liquefaciens bovis.*

Chien B. — Egalement jeune, pesant 16 kilogrammes. Bon état, reçoit dans la jugulaire 50 centimètres cubes de la même substance.

Les effets immédiats sur les deux animaux sont conformes à ce que nous avons déjà vu ; par l'exploration manuelle du pouls, du cœur, on a constaté les phénomènes ordinaires signalés dans les observations précédentes.

En même temps : torpeur cérébrale, dépression générale immédiate, hypersécrétion salivaire, réveil du péristaltisme, évacuations diarrhéiques. Le chien A a eu seul deux efforts de vomissements suivis de rejets de matières alimentaires.

Les fonctions ont semblé assez rapidement reprendre leur état normal, mais les sujet sont restés tristes.

Dans la soirée du même jour les deux animaux ne semblent pas très malades; suivis jusqu'à 9 heures du soir, on ne relève rien d'anormal.

17 février. — Etat stationnaire. Le chien A semble plus triste que le chien B.

18 février. — A 9 heures du matin, même situation.

Le chien A est mis sur la table et on poursuit l'expérience.

On injecte dans la veine 35 centimètres cubes de pneumobacilline en un seul bloc, ce qui porte à 50 centimètres cubes la dose totale de toxines introduites en 48 heures dans l'économie de cet animal. Il se trouve ainsi avoir en ce moment la même quantité de pneumobacilline que le chien B avait reçu en une seule fois.

Les premiers effets de cette seconde injection ont été simples : pas de troubles respiratoires ni de modifications apparentes de pression. A peine une légère accélération du cœur et quelques signes douteux d'affaiblissement nerveux.

Vers le milieu du jour l'animal paraît très abattu : ceci correspond avec l'élévation thermique que nous trouvons sur sa courbe de température.

Progressivement tout revient à l'état normal, et dans la soirée l'amélioration s'était tellement accentuée, que croyant l'expérience négative, nous faisons reconduire l'animal au chenil.

19 février. — A 8 heures du matin le chien est trouvé étendu sur la paille, inerte, complètement paralysé du train postérieur, incapable de se tenir debout. Le sujet est porté au laboratoire, et il meurt 5 minutes après, avant qu'on ait pu se renseigner plus amplement sur son état général.

Autopsie. — Toujours les mêmes caractères du sang et des viscères. Lésions d'entérite très prononcées du côté de l'intestin grêle.

Le chien B qui avait reçu d'un coup 50 centimètres cubes de toxine se porte bien, il se rétablit.

Les modifications thermiques relevées chez les deux animaux sont intéressantes et ont été suivies de près.

	Chien A		Chien B	
16 février.	10 heures (inject. 15cc.)	39°,4	(inject. 50cc.	39°,2
	11 h. 1/2	— 40°,1	—	40°
	1 h.	— 40°,3	—	40°,6

16 févirer	2 h. 1/2	(inject. 15cc.)	41°,6	(inject 50cc.)	41°,2	
	4 h. 1/2	—	40°,8	—	40°,7	
	6 h.	—	40°,3	—	39°.8	
	7 h. 1/2	—	39°,2	—	39°,6	
	9 h.	—	38°,6	—	39°,3	
17 février.	8 h.	—	39°,6	—	39°,6	
	9 h. 1/2	—	39°,6	—	40°,1	
	10 h. 1/2	—	30°	—	39°,6	
18 février	6 h. 1/2	—	39°,3	—	39°,9	
	8 h. 1/2	(inject. 55cc.)	39°,5	—	39°,9	
	10 h. 1/2	—	41°,5	—	39°,5	
	12 h. 1/2	—	41°,5	—	39°,7	
	2 h. 1/2	—	40°,5	—	39°,7	
	3 h. 1/2	—	39°,7			Ce chien se portant très bien la température n'est pas continuée.
	4 h. 1/2	—	39°,6			
	5 h. 1/2	—	39°,6			

En résumé, cette expérience est d'un haut intérêt : elle montre qu'une même dose de 50 centimètres cubes de pneumobacilline injectée en une seule fois n'est pas mortelle, et tue, au contraire, quand, une première fraction ayant été introduite dans le système veineux, le complément y est versé deux jours après.

L'action prédisposante de l'injection d'une toxine sur les effets de cette même toxine semble donc nettement démontrée par cette expérience.

CHAPITRE III

Résumé des effets physiologiques déterminés par les produits solubles du Pneumobacillus liquefaciens bovis

Si nous étudions tout d'abord les modifications apportées dans les grandes fonctions, enregistrées par la méthode graphique, nous voyons qu'elles sont considérables.

Deux phases bien distinctes se développent : une immédiate, à grand fracas, passant rapidement; la seconde, à plus ou moins longue échéance, produisant des troubles toujours progressivement s'aggravant, pour aboutir à la mort.

Que nous opérions sur le chien, animal réfractaire à la péripneumonie, ou sur le bœuf, excellent terrain de culture pour le *pneumobacillus liquefaciens*, les troubles sont toujours graves. — La seule différence consiste dans la quantité de poison injectée pour produire les phénomènes pathologiques. — Toutefois, il est intéressant de constater que le chien, qui présente une immunité naturelle presque absolue au virus de la péripneumonie, éprouve des effets généraux graves sous l'influence de ses produits solubles. Il constitue ainsi un terrain favorable aux élaborations intimes de leurs éléments diastasiques.

Chez tous nos animaux, une première injection de 2^{cc}5 de pneumobacilline dans la veine jugulaire a toujours déterminé, 30 à 40 secondes après, une chute primitive et brusque de la pression artérielle. On la voit atteindre des niveaux extrêmement inférieurs : 62 millimètres (exp. I et III) et même 48 millimètres (exp. VI).

En même temps, le pouls suit une marche particulière. Pendant cette hypotension, on constate une accélération des pulsations qui suit la chute de pression, mais ne la précède pas : cette accélération s'accuse et se maintient pendant toute la durée de l'hypotension, elle cesse au fur et à mesure que le manomètre remonte. Les tableaux comparatifs qui suivent les expériences I, II, IV, montrent très nettement cette marche.

Toutefois, des exceptions se produisent à cette règle. Dans l'expérience III, le cœur ne se relève pas parallèlement à la pression. Durant toute la durée de l'expérimentation, il n'a jamais repris son rythme normal : il est toujours allé en s'affaiblissant et en s'accélérant de plus en plus.

Pour la respiration, on la voit dans toutes nos expériences devenir, après la première dose de poison injectée, irrégulière, avec des tendances à l'arrêt en expiration, et une accélération plus ou moins notable des mouvements respiratoires.

Chez le bouvillon, les troubles de la respiration ont été

beaucoup plus graves : dès le premier contact avec le poison, la fréquence des mouvements respiratoires est devenue plus grande, s'est accélérée, a pris un caractère superficiel et haletant.

Cet état des grandes fonctions reste ainsi pendant les 5 à 8 minutes qui s'écoulent après la première injection. Peu à peu, lentement et progressivement, nous voyons le manomètre remonter, atteindre et même dépasser le niveau normal. En général, tout est rentré ou paraît rentré dans l'ordre en 15 ou 20 minutes.

A ce moment, de nouvelles doses de 15, 30, 45 et même 50 centimètres cubes peuvent être injectées en bloc ou fractionnées *sans modifier en rien les fonctions.*

On constate que *chaque injection partielle ou totale consécutive à la première ne détermine aucun trouble apparent, de la pression, du pouls, de la respiration.*

En somme, si l'injection d'une première dose de pneumobacilline produit des modifications graves des grandes fonctions, les injections ultérieures ne font plus rien, *du moins immédiatement.*

Poursuivant les expériences pendant quelques heures, nous constatons, en effet, que les doses massives qui n'avaient amené aucun trouble après leur introduction dans le torrent circulatoire, provoquent au bout d'une phase silencieuse d'une ou deux heures des modifications graves qu'enregistre le tracé. La pression commence à descendre progressivement, et parvient lentement à un niveau aussi inférieur que celui qu'elle atteignait en quelques secondes à la suite d'une première injection de dose faible de pneumobacilline (exp. III, IV).

Le pouls, pendant cette hypotension lente et progressive

s'accélère et ses pulsations deviennent plus amples. Dans l'expérience III, le chien, après avoir reçu 45 centimètres cubes, 2 heures et demie après le début de l'expérience, présente 232 pulsations cardiaques. Malgré leur fréquence, elles sont nettement perceptibles sur le tracé, ce qui tendrait à montrer qu'il existe entre les troubles vaso-moteurs et ceux du cœur une certaine indépendance.

Il en est à peu près de même chez le bouvillon.

Nous avons voulu nous rendre compte de ce qui se passait directement dans le cœur, et au moyen du cardiographe à aiguille de Laulanié, nous avons enregistré d'intéressantes modifications (exp. VI).

Après la première injection de toxine, le cœur s'accélère beaucoup et en même temps s'affaiblit, au point de n'avoir plus que la moitié ou le quart de sa force normale. Bientôt, alors que la pression se maintient à son niveau le plus inférieur, les contractions se ralentissent et leur énergie augmente : la courbe cardiographique arrive rapidement à dépasser l'amplitude normale.

Donc, pendant la phase d'hypotension primitive qui suit immédiatement l'injection initiale, *le cœur après s'être accéléré en s'affaiblissant, se ralentit en se renforçant.*

Ce renforcement n'agissant pas sur la pression, qui demeure toujours basse, il y a une vaso-dilatation considérable avec relâchement des vaisseaux.

Puis, tout rentre dans l'ordre, et ce n'est qu'à la suite de nouvelles doses, et 1 heure et demie environ après le début de l'expérience, que lentement et progressivement le cœur recommence à s'accélérer et s'affaiblir.

L'apparition des phénomènes cardiaques sous l'influence

de la toxine, suit la même marche que les troubles de pression.

Les phénomènes circulatoire et respiratoire ne sont pas les seuls modifiés sous l'influence de la toxine. Des troubles généraux se manifestent souvent avec une intensité extrême.

Quand on injecte 20-50 centimètres cubes de produits solubles secrétés par le *bacillus liquefaciens bovis*, les symptômes les plus apparents qui se traduisent tout d'abord sont des modifications sécrétoires. Chez tous nos sujets, nous avons relevé une hypersécrétion salivaire notable, s'établissant dès les premières injections. L'hypersécrétion porte aussi sur les glandes intestinales : la diarrhée, séreuse, parfois sanguinolente, a toujours été constatée. En même temps, fréquemment de la dysurie, des coliques violentes quand la culture est très riche en toxine et presque constamment un réveil du péristaltisme intestinal s'annonçant par des borborygmes bruyants et très nettement perçus à la palpation. Les nausées et vomissements ne sont point rares.

Le système nerveux est très éprouvé : après une phase d'agitation suivant immédiatement la première injection, et vite calmée, l'animal tombe dans une véritable torpeur. Il reste étendu sur la table, déprimé, sans énergie, ne présentant plus de défense. *Il paraît avoir reçu un narcotique.*

Au bout d'une heure environ, ces troubles s'amendent, l'animal semble revenir à lui-même. Il n'en est rien. Attendons quelques heures et les symptômes réapparaissent plus graves : vomissements et efforts extrêmement pénibles et fréquents, diarrhée sanguinolente avec signes d'entérite, tristesse et dépression générale. Quand la dose de toxine a été considérable, démarche titubante, affaiblissement du train postérieur pouvant aller jusqu'à la paralysie complète. Dans l'observation III, nous rapportons l'histoire d'un chien auquel nous avons injecté 50 centimètres cubes de pneumobacilline, et qui mourut en 48 heures, le train postérieur complètement paralysé, et à peu près insensible. A l'autopsie, on constata des lésions cérébro-spinales considérables.

Existe-t-il dans la toxine sécrétée par le *bacillus liquefaciens bovis* une substance thermogène? Ceci est probable. Non seulement nous n'avons jamais observé d'hypothermie, mais encore presque toujours la température dépassait la normale au cours de l'expérience et se maintenait plusieurs heures consécutives.

Les lésions rapportées dans nos autopsies montrent une grande similitude. Ce sont toujours les signes d'une infection grave : congestion intense des organes, coloration noire du sang qui ne rougit pas à l'air, et entérite très nette de la muqueuse intestinale, rappelant tout à fait les lésions observées par MM. Courmont et Doyon, dans l'intoxication diphtéritique expérimentale, moins l'exsudation séreuse.

En somme, nous voyons que la pneumobacilline provoque en injection intraveineuse deux séries de phénomènes. Dans une première phase, on assiste à des troubles, à grand fracas, suivant immédiatement le contact d'une dose faible de poison avec les centres nerveux. Au bout de quelques minutes, une accoutumance s'est établie, l'animal revient à son état normal.

Dans une seconde phase, consécutive à l'injection de

doses élevées de toxine, les mêmes troubles se manifestent à nouveau, mais surviennent alors au bout de quelques heures et s'établissent lentement, progressivement.

Dans un chapitre postérieur, nous insistons sur cette période latente des empoisonnements par les toxines microbiennes, que nous avons observée aussi avec les produits solubles de la *morve* et du *bacillus heminecrobiophilus.*

Mais là ne se bornent pas les curieux effets de la pneumobacilline sur l'organisme animal. Nous avons confirmé par deux expériences (exp. V et VII) ce fait intéressant : une première injection de toxine microbienne, favorise les effets d'une dose de cette même toxine, injectée ultérieurement, qui n'eût pas été mortelle chez un animal n'ayant encore subi aucun contact avec les produits solubles.

Nous avons mis en expérience deux chiens (exp. VII) de même poids, en parfait état. L'un reçoit 15 centimètres cubes de pneumobacilline, l'autre 50 centimètres cubes de ce même produit. Deux jours après, la dose de 50 centimètres cubes est complétée chez le premier chien par une injection de 35 centimètres cubes.

Qu'arrive-t-il ? L'animal qui a reçu en une seule fois la dose totale s'est complètement remis. Celui, au contraire, qui a été intoxiqué en deux fois, avec une quantité semblable, est mort en présentant de graves symptômes.

La première injection semble donc avoir eu une action prédisposante sur les effets de la seconde. — C'est, appliquée aux produits solubles, la même observation si bien démontrée pour certains microbes par M. Courmont dans sa thèse inaugurale.

Notre observation V n'est pas moins probante.

Un chien reçoit 5 centimètres cubes de pneumobacilline.

Il se remet. 48 heures plus tard, nouvelle injection de 5 centimètres cubes : quelques troubles apparaissent, et la mort survient dans la nuit qui suit l'expérience. Les lésions à l'autopsie sont aussi prononcées que chez nos autres sujets qui ont reçu des doses considérables de poison.

Dans ce cas, 10 centimètres cubes, injectés en deux fois à 48 heures d'intervalle, ont provoqué la mort, alors que des quantités considérables de poison, administrées coup sur coup ou en une seule fois, pouvaient n'amener que des troubles passagers.

Cette expérience nous a encore appris que l'accoutumance aux premiers effets de la toxine se maintient au moins pendant quarante-huit heures, puisque notre seconde injection de 5 centimètres cubes n'a plus produit les troubles à grand fracas qu'amène toujours la première injection de pneumobacilline.

On voit encore que, si la quantité de poison injectée est trop considérable, et surtout si on expérimente sur un animal très sensible à l'action de la pneumobacilline, comme la chèvre par exemple, *les effets toxiques qui suivent l'injection peuvent être immédiatement et rapidement mortels sans aucun intervalle de repos.* (Arloing.)

De même il est facile de prolonger ou de diminuer la période latente en injectant des doses faibles ou fortes et surtout en les fractionnant. Nous avons vu toujours qu'une quantité totale de 45 à 50 centimètres cubes produit plus rapidement les troubles secondaires, et est plus dangereuse si on l'injecte par seringue de 5 centimètres cubes et à des intervalles régulièrement espacés, que si on l'introduit massivement dans le milieu sanguin.

CHAPITRE IV

Action des produits solubles sécrétés par le microbe de la morve.

Les expériences ont été pratiquées avec de la malléine brute envoyée par l'Institut Pasteur. Les injections étaient toujours faites avec cette solution diluée dans son volume d'eau stérilisée.

EXPÉRIENCE I. — 13 décembre 1894.

Chien : 18 kilogrammes. Excellent état. Pression : 167 millimètres. Pouls : 126 battements à la minute. Respiration : 12 (fig. 26).

Une injection de 5 cc. 5 de malléine est poussée dans la veine jugulaire. L'expérience commence à 4 heures 5.

Aucun effet immédiat caractéristique : agitation, mouvements de défense. Pas de chute de pression comme avec la pneumobacilline : il y aurait même une tendance à l'hypertension.

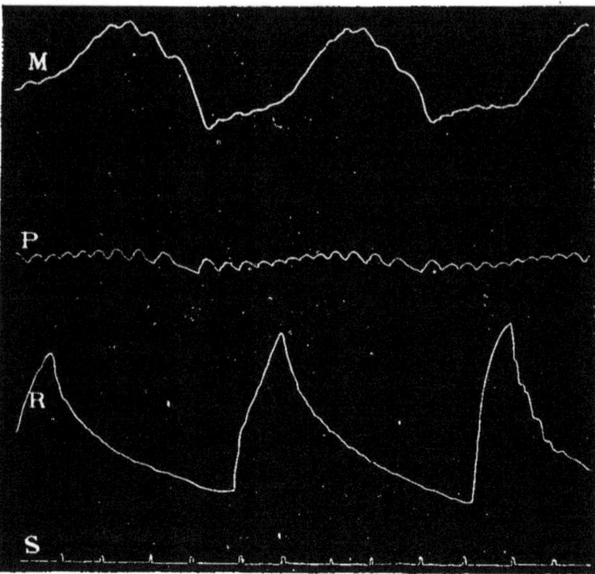

Fig. 26. — Malléine (Exp. I). Chien. État normal de la respiration, du pouls et de la pression (S : secondes. R : respiration enregistrée avec le pneumographe direct. P : Pouls. M : pression ; 3/4). (Grandeur naturelle.)

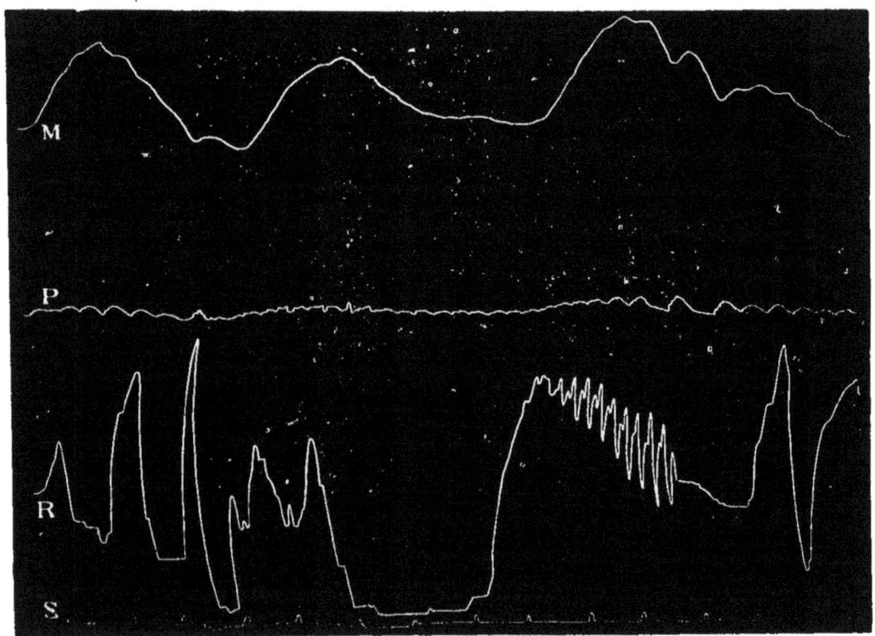

Fig. 27. — État des grandes fonctions immédiatement après l'injection intraveineuse de 2 cc.5 de malléine. (3/4 de grandeur naturelle.)

La pression oscille autour de 188 millimètres ; le pouls est à 126 pulsations, la respiration est très agitée (fig. 27).

Au bout de quelques minutes de légères modifications surviennent : la pression cède et tombe à 137 millimètres ; le pouls se ralentit, 90 pulsations seulement ; la respiration est à 18 mouvements par minute, superficielle et accélérée (fig. 28).

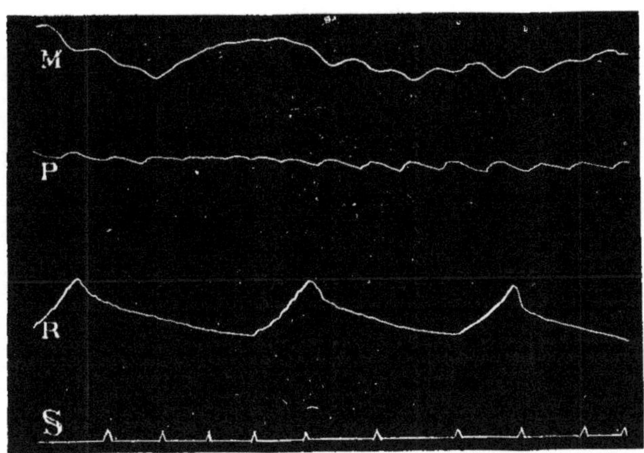

Fig. 28. — État des grandes fonctions quelques minutes après l'injection intraveineuse de 2 cc. 5 de malléine. (3/4 de grandeur naturelle.)

20 minutes après la première injection, nouvelle dose de 2 centimètres cubes.

On observe une élévation immédiate de la pression, qui oscille autour de 179 millimètres. Le pouls est toujours ralenti, 84 pulsations ; la respiration demeure la même (fig. 29).

Une série de nouvelles injections sont pratiqués jusqu'à ce que la dose de 10 centimètres cubes soit atteinte.

Les modifications graphiques sont les mêmes : mais à mesure que le poison injecté est en plus grande quantité, l'effet convulsivant précédemment signalé s'exagère.

A 5 heures l'animal a un accès particulièrement violent : la pression atteint 201 millimètres, le pouls est imperceptible, la respiration convulsive (fig. 30).

A partir de ce moment le chien ne cesse de trembler et de s'agiter. La pression oscille beaucoup, mais avec des tendances manifestes à la chute ; toutefois quand l'animal s'agite elle se relève, dépasse même le niveau moyen, puis retombe. Le pouls a une tendance très marquée à l'accélération, il est à 174 battements.

Peu à peu, malgré l'agitation du sujet, l'hypotension se main-

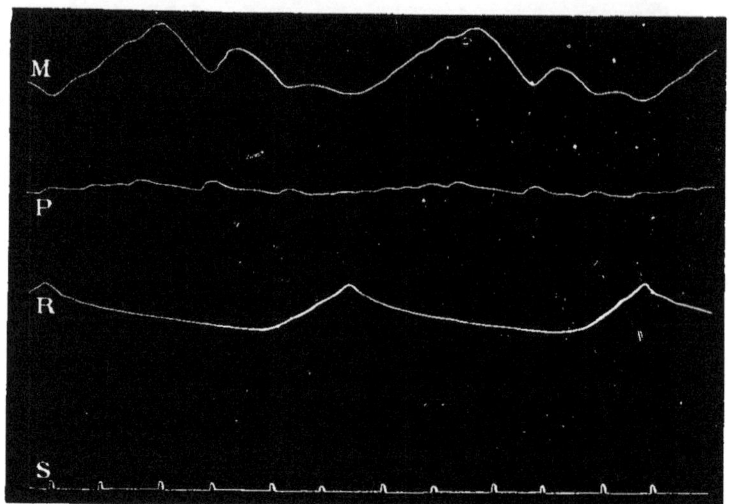

Fig. 29. — État des grandes fonctions après une nouvelle injection intraveineuse de 5 cc. de malléine. (3/4 de grandeur naturelle.)

tient et une heure et demie après la première injection, la pression n'est plus qu'à 107 millimètres, le pouls est très accéléré, 204 pulsations (fig. 31).

A 6 heures, 2 heures après la première injection, on constate toujours cette même accélération, et la pression à 68 millimètres (fig. 32).

Caractères généraux. — D'autres faits intéressants ont été relevés pendant cette observation. Nous avons constaté des tremblements extrêmement intenses, s'exagérant et arrivant même à prendre un véritable aspect de crises.

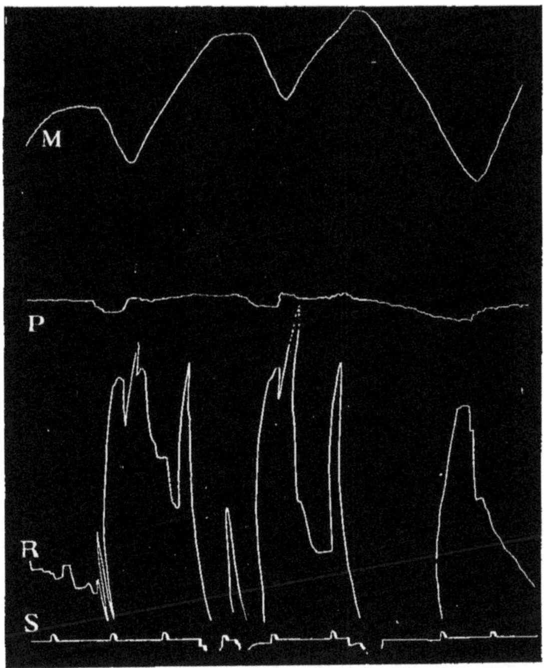

FIG. 30. — État des grandes fonctions après les injections intraveineuse portant à 10 cc. de malléine la dose totale injectée 1 heure après le début de l'expérience. (3/4 de grandeur naturelle.)

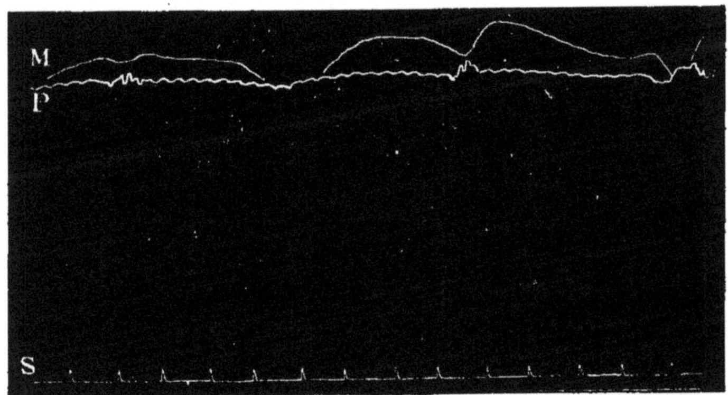

FIG. 31. — État des grandes fonctions 1 h. 1/2 après le début de l'expérience, la dose totale de malléine injectée étant de 10 cc. La respiration a été supprimée à cause de son irrégularité. (3/4 de grandeur naturelle.)

L'animal a présenté un réveil violent, du péristaltisme intestinal avec défécation diarrhéique qui décelait une hypersécrétion des glandes de l'intestin. Salivation entrêmement abondante.

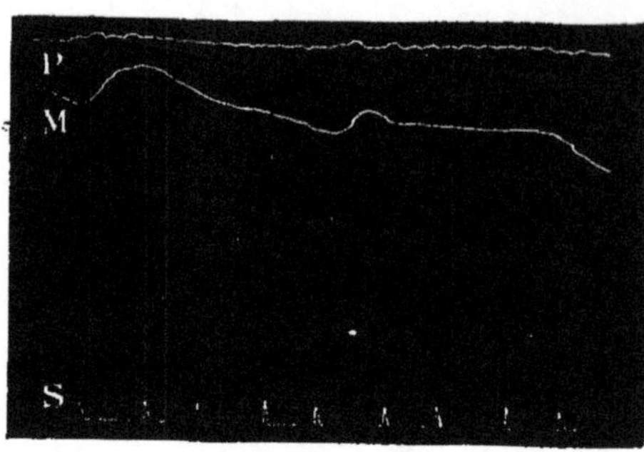

Fig. 32. — État de la pression et du pouls 2 heures après le début de l'expérience l'animal ayant reçu 10 cc. de malléine. (3/4 de grandeur naturelle.)

Mis à terre, le sujet était très affaibli : ténesme, efforts de défécation infructueux ; tristesse, air morne. Hypothermie. L'animal ramené dans sa loge, le lendemain matin est retrouvé mort.

Autopsie. — Congestion viscérale généralisée. L'intestin est le siège d'une entérite intense : boursouflure de la muqueuse qui se détache en certains points ; dilatation énorme des vaisseaux. Le sang est noir, sirupeux. La rate est doublé de volume, les reins rouge foncé, durs ; le foie gorgé de sang, hypertrophié.

EXPÉRIENCE II. — 14-20 décembre 1894

Chien : 17 kilogrammes. Bien portant.

Cette expérience est faite dans le but d'étudier les effets à distance des injections répétées de malleine. Une série d'injections sont pratiquées, les premiers jours dans le tissu cellulaire sous-cutané, plus tard dans le péritoine.

14 décembre	1/2 cc. de malléine		Température	38°,4
15 —	1/2	—	—	38°,7
16 —	1/2	—	—	38°,8
17 —	1/2	—	—	38°,8
18 —	1/2	—	—	38°,7
19 —	1/2 cc.	(intrapéritonéale)	—	39°,2
20 —	1/2	—	—	40°,6

Les injections ont toujours été faites à 8 heures du matin et la température prise aux mêmes heures.

Pendant toute la durée de ces interventions l'état général du sujet n'a pas présenté de modifications apparentes bien grandes. Au point piqué, apparaissait un léger œdème, bien localisé, douloureux à la pression, s'accompagnant d'une faible élévation locale de température.

Le 20 décembre, l'animal ayant reçu 3 cc. 5 en l'espace de sept jours est mis dans l'après-midi sur la table d'opération.

On lui injecte 1 centimètre cube de malléine dans la veine jugulaire, ce qui porte à 4 cc. 5 la quantité totale de toxine administrée.

4 heures après on enregistre le pouls, la respiration et la pression. On constate que la pression est à 120 millimètres seulement, ce qui confirme l'idée d'hypotension que l'exploration digitale permettait de soupçonner (fig. 33).

Cette expérience, dont au point de vue thermique nous ne tirerons aucune conclusion, montre au moins que les toxines de la morve jouissent de propriétés vaso-dilatatrices puisqu'à la suite d'injections répétées et renforcées l'*hypotension* s'établit.

On nous objectera que cette hypotension enregistrée à la fin de l'expérience résulte de l'injection du dernier centimètre cube. Nous n'ignorons point qu'elle l'ait exagérée, mais nous avons remarqué que, même avant, l'exploration digitale laissait très nettement soupçonner cette chute de pression.

L'animal bien que déprimé n'est point mort, il se remontait même assez rapidement. 48 heures après il est sacrifié.

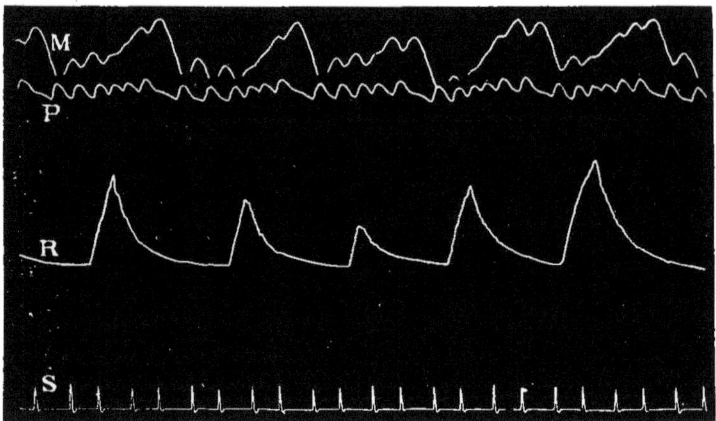

Fig. 33. — Malléine. (Exp. II.) Chien. État des grandes fonctions l'animal ayant eu 7 jours par doses fractionnées, 4 cc. 5 de malléine, en injections sous-cutanées (S : secondes. R : Respiration enregistrée par le pneumographe direct. P : pouls. M : pression ; 3/4 de grandeur naturelle).

Autopsie. — Pas de lésion caractéristique, à part une légère tendance à la congestion viscérale. Aucune trace de péritonite ; quelques points œdémateux aux endroits piqués.

En résumé, cet animal a reçu en sept jours 4 cc. 5 de malléine : il s'en est suivi une vaso-dilatation et de l'hypotension.

Isolée, cette expérience n'aurait que peu d'importance, mais elle corrobore les résultats acquis par les autres, faites dans des conditions irréprochables ; à ce titre elle nous a paru mériter d'être signalée.

EXPÉRIENCE III. — 2 mars 1895.

Ane 95 kilogrammes. Excellent état. Pression : 176 millimètres. Pouls : 60 pulsations. Respiration très irrégulière (fig. 34).

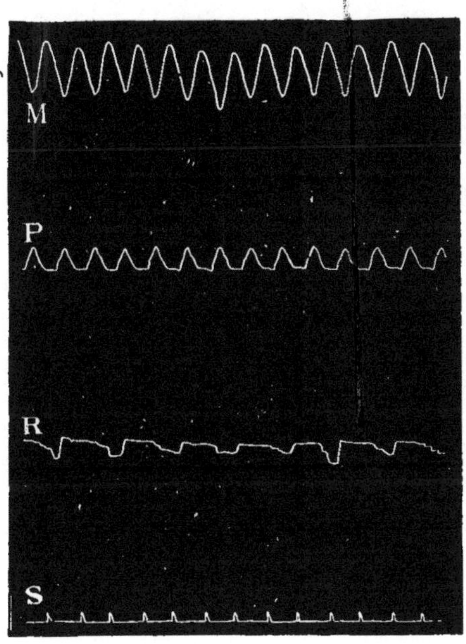

Fig. 34. — Malléine (Exp. III.) Ane. État normal des grandes fonctions (S : secondes. R : respiration enregistrée avec le pneumographe direct. P : pouls. M : pression). (5/6 de grandeur naturelle.)

L'expérience est commencée à 3 heures.

On injecte 2 centimètres cubes de malléine brute dans la veine jugulaire.

1 minute et demie après cette injection, on constate que la pres-

sion oscille autour de 191 millimètres, en même temps il y a un renforcement du cœur avec un ralentissement très notable, le pouls est à 48 battements, et tombe même à 42 (fig. 35).

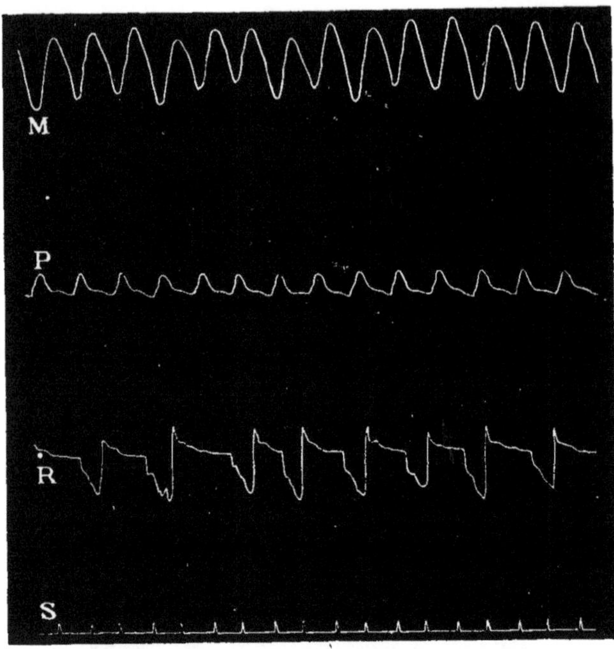

Fig. 35. — État des grandes fonctions 1 minute après l'injection intraveineuse de 2 cc. de malléine. (5/6 de grandeur naturelle.)

15 minutes après la première injection, les grandes fonctions reviennent presque à leur état normal.

Nouvelle injection de 2 cc. 5 de malléine brute dans la veine jugulaire.

Presque instantanément les phénomènes observés après la première injection se reproduisent, mais avec beaucoup plus d'intensité. La pression présente de grandes oscillations dues aux impulsions cardiaques énergiques, ce qui se voit très nettement sur les courbes manométrique et sphygmographique (fig. 36).

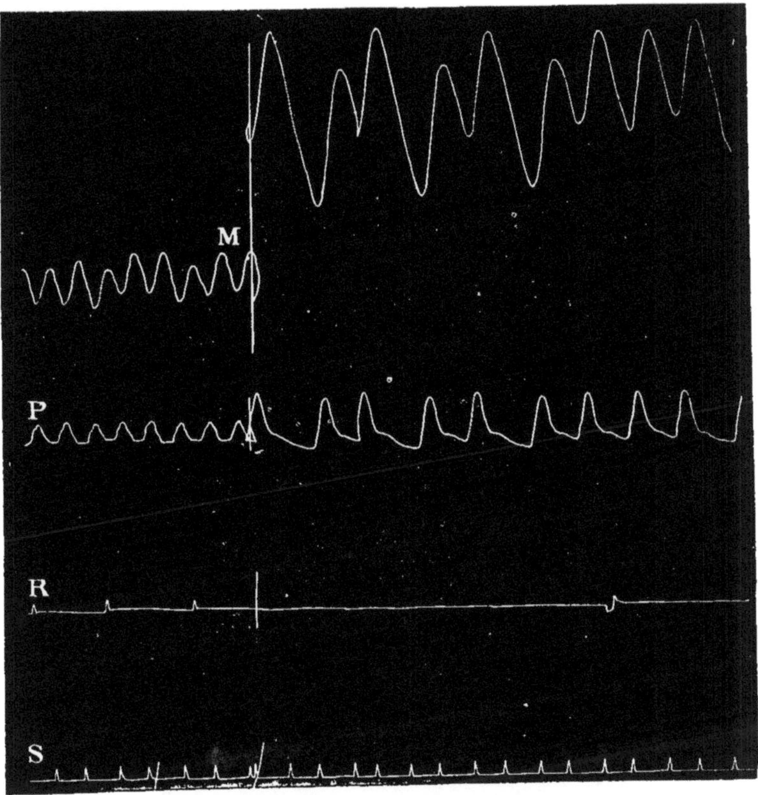

Fig. 36. — *A gauche :* état des grandes fonctions 15 minutes après l'injection intraveineuse de 2 cc. de malléine. — *A droite :* état des grandes fonctions 1 minute après une nouvelle injection de 2 cc. 5 de malléine. (5/6 de grandeur naturelle.)

La pression moyenne se maintient autour de 223 millimètres, elle atteint parfois 247 millimètres. Le pouls ne bat plus que 36 fois par minute (fig. 37).

L'hypertension, le renforcement avec ralentissement du cœur se soutiennent 5 minutes à peine; puis la pression commence à tomber, le cœur s'affaiblit et s'accélère, ce qui nous permet d'admettre que dans les phénomènes d'hypertension précédents, il y a lieu d'accorder une large part aux effets cardiaques, plutôt qu'aux effets vaso-

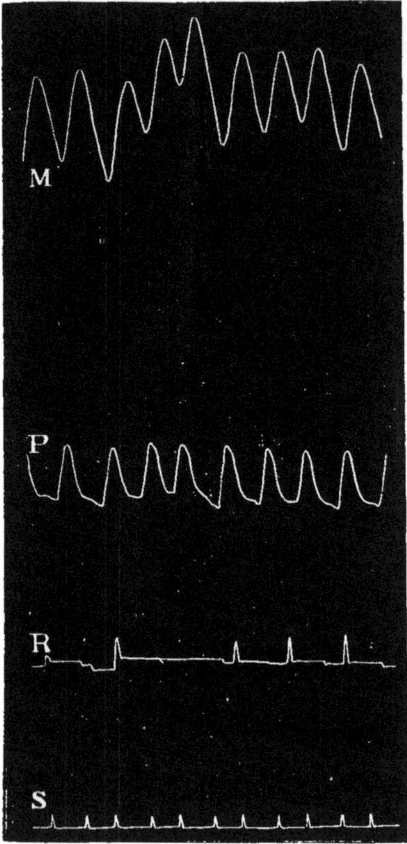

Fig. 37. — État des grandes fonctions quelques minutes après l'injection de malléine portant à 4 cc.5 la dose totale injectée. (5/6 de grandeur naturelle.)

moteurs proprement dits. C'est la puissance et l'importance des ondées sanguines qui élèvent les courbes au niveau très élevé que nous avons enregistré.

30 minutes après la première injection, la pression est en voie

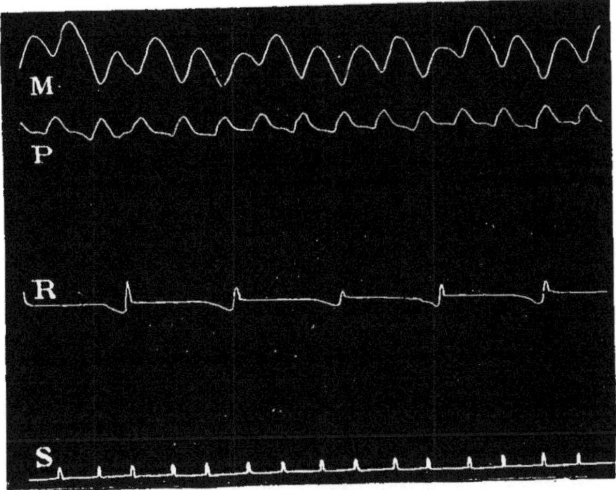

Fig. 38. — État des grandes fonctions 20 minutes après les injections de malléine portant la dose totale injectée à 4 cc. 5 (5/6 de grandeur naturelle.)

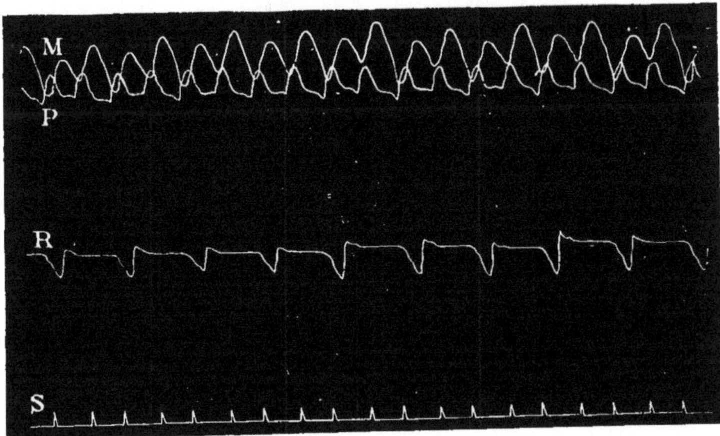

Fig. 39. — État des grandes fonctions 1 heure après les injections intra veineuses portant la dose totale injectée à 4 cc. 5 de malléine. (5/6 de (grandeur naturelle.)

descendante, elle oscille autour de 133 millimètres, c'est-à-dire même au-dessous de la normale. Le pouls présente 54 pulsations. On peut noter que les battements ont une tendance à s'accélérer à mesure que la pression baisse (fig. 38-39).

En résumé, dans un intervalle de 1 heure 10 minutes (3 h. 20 à 4 h. 30), sous l'influence d'une dose de 4 cc. 5 de malléine brute, la pression, après avoir atteint un maximum de 247 millimètres, est tombée à 85 millimètres (fig. 40-41).

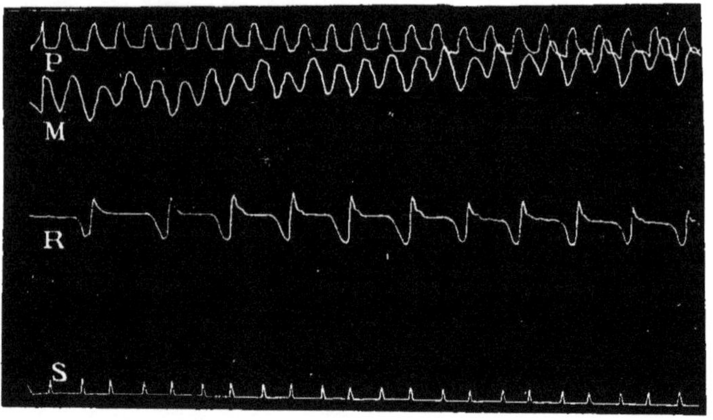

Fig. 40. — État des grandes fonctions 1 heure 1/4 après les injections intraveineuses portant à 4 cc. 5 la dose totale de malléine injectée. (5/6 de grandeur naturelle.)

Caractères généraux. — A la suite de la première injection nous avons noté une agitation assez grande, et surtout fait déjà signalé par MM. Cadiot et Roger, une hypersécrétion sudorale extrêmement intense, se manifestant surtout à la face interne des cuisses, à la base des oreilles et sur les côtes de l'encolure. La main posée sur ces régions ressortait ruisselante.

La seconde injection a exagéré l'agitation.

L'animal semblait souffrir à mesure que l'hypotension s'accusait, il perdait son énergie et semblait particulièrement déprimé. A l'excitation du début avait succédé la torpeur.

La sudation si abondante des premiers instants avait, fait intéressant, complètement cessé. Le tégument cutané était extrêmement

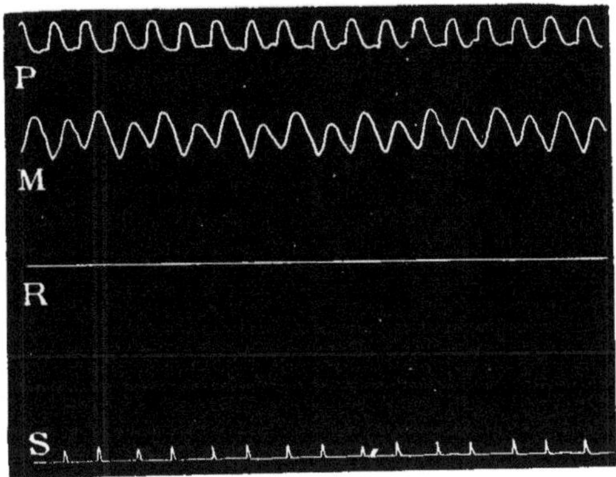

Fig. 41. — État des grandes fonctions 1 heure 3/4 après les injections intraveineuses portant à 4 cc. 5 la dose totale de pneumobacilline injectée. (5/6 de grandeur naturelle.)

sec, même dans les plis articulaires. A la fin de l'expérience l'état du sujet est très mauvais. Il est sacrifié pour les besoins du service.

Dans l'intention de comparer les uns aux autres les effets déterminés par deux produits assez analogues, du moins quant à leur mode de préparation et à leur utilisation pratique, nous avons expérimenté dans des conditions identiques et toujours chez le chien, la tuberculine de Koch.

Prenant un tracé des grandes fonctions, une injection de 10 centimètres cubes de tuberculine brute, préparée par l'Institut Pasteur, a été poussée dans la veine jugulaire d'un chien.

Aucune modification apparente n'a été observée.

Chez notre chien, la pression normale oscillait autour de 147 millimètres, le pouls était à 126 pulsations, et on comptait de 12 à 18 mouvements respiratoires. Une heure et demie après l'injection la pression était à 152 millimètres, le pouls à 108, la respiration donnait 18 mouvements.

Pas de salivation, de défécation, de péristaltisme, aucun trouble nerveux. En résumé, aucune des modifications observées avec la malléine et la pneumobacilline.

Mis à terre, l'animal paraissait être dans son état normal.

48 heures plus tard, remis à l'appareil on constate que la pression est à 176 millimètres ; le pouls à 120 ; la respiration à 12.

Ces recherches sur la tuberculine sont intéressantes à un double point de vue : d'abord elles confirment ce qu'ont déjà dit Cadiot et Roger relativement à son action sudorale comparée à celle de la malléine.

En second lieu, elles prouvent surabondamment que dans les expériences où, des quantités variables de bouillons de culture ou de produits divers contenant des toxines microbiennes sont injectées dans la veine d'un animal, il n'y a à tenir compte exclusivement que des effets particuliers des toxines, et non de l'action propre des véhicules.

CHAPITRE V

Résumé des effets physiologiques produits par les toxines du microbe de la morve.

L'examen des observations recueillies après l'injection intraveineuse de malléine donne des résultats intéressants et très différents de ceux obtenus avec la pneumobacilline ou les produits solubles du *bacillus heminecrobiophilus*. Nous avons constaté que l'âne, excellent terrain de culture pour le microbe de la morve, présentait des modifications beaucoup plus appréciables que le chien.

Non seulement les phénomènes relevés du côté des grandes fonctions sont intéressants, mais encore les troubles généraux sont considérables.

Nous voyons en somme que, chez le chien et l'âne, une première injection de malléine agit sur les grandes fonctions, mais bien différemment de la pneumobacilline. Chez aucun de nos animaux nous ne relevons la chute brusque de pression, suivant immédiatement le premier contact du poison avec les centres nerveux. Nous observons au contraire une hypertension artérielle élevant la pression de 20 à 25 millimètres au-dessus de la normale.

Le pouls subit en même temps de sérieuses modifications. Les pulsations se renforcent et se ralentissent : de 60, elles arrivent en quelques minutes à 42, chez l'âne ; et de 126 elles tombent à 90 chez le chien.

Au bout de 10 à 15 minutes tout est rentré dans l'ordre.

Si alors on pratique de nouvelles injections, les mêmes modifications surviennent, mais avec une intensité beaucoup plus marquée.

Nous avons vu chez le chien, une dose de 10 centimètres cubes de malléine élever la pression à 201 millimètres, le pouls devenant imperceptible.

Sur l'âne, une quantité totale de 5 centimètres cubes seulement amène le manomètre à 223 millimètres et le pouls est extrêmement ralenti ; il ne bat plus que 36 fois par minute.

Cette hypertension extrême, qui survient environ de 8 à 10 minutes après la totalité de toxines reçues, a une durée fort passagère. Au bout de très peu de temps des phénomènes absolument inverses s'établissent. Après de nombreuses oscillations présentant toujours une tendance manifeste à la chute, l'hypotension commence à s'installer lentement et progressivement. Dans l'expérience I, 2 heures après le début de l'expérience, le chien qui présentait à l'état normal 167 millimètres de pression n'a plus que 68 millimètres. Le pouls s'est accéléré, on compte 204 pulsations par minute.

Dans l'expérience III, l'âne après une dose de 2 cc. 5 de malléine ne présente plus l'hypertension du début. Au bout de 1 h. 10 minutes la pression est à 85 millimètres au lieu de 176, sa normale; le pouls a 247 pulsations.

Nous avons injecté 4cc. 5 de malléine à un chien (exp. II) par dose quotidienne de 1/2 centimètre cube. Mis sur la table d'observation, nous avons constaté de l'hypotension, le manomètre ne marquait que 120 millimètres. Ceci nous a paru montrer l'action à distance du produit toxique. Toutefois si elle n'était confirmée par les autres, cette expérience n'aurait aucune portée.

En résumé, sous l'influence de la malléine, la pression et le pouls traversent deux phases distinctes :

La première, fugitive et suivant le premier contact de la toxine, est caractérisée par une hypertension manifeste, s'accompagnant d'un renforcement et d'un ralentissement du pouls.

La seconde survient quelques minutes après l'injection d'une nouvelle dose variable de produits solubles; son intensité diffère suivant l'animal. Elle est cacactérisée par une légère hypertension à laquelle succède rapidement une période d'oscillations descendantes. Le pouls s'accélère.

Enfin l'hypotension s'établit franchement et atteint un niveau manométrique très inférieur. Le pouls devient très rapide, mais perd considérablement son énergie.

Nous avons encore relevé des phénomènes généraux d'intoxication :

Hypersécrétion des glandes salivaires et intestinales; nausées, quelques vomissements, tremblements généralisés sous forme de crises, diarrhée et péristalisme intestinal. Tristesse, abattement.

Chez l'âne, nous avons relevé, comme l'avaient déjà

observé MM. Cadiot et Roger, une sudation extrêmement abondante dès les premières injections; mais bientôt, fait intéressant, l'hypersécrétion sudorale a complètement cessé, et même les plis articulaires présentaient la plus grande sécheresse.

L'autopsie des deux chiens mis en expérience nous a montré que la malléine agissait comme les autres poisons bactériens; nous avons eu une congestion intense des viscères, une entérite considérable avec boursouflure de la muqueuse qui se détachait en certains points sur de longues surfaces. Viscosité du sang, etc...

Quant à l'action de la tuberculose, qui a été si magistralement décrite par M. le professseur Arloing, l'observation que nous présentons n'a pas la prétention d'exposer ses effets. Dans notre expérience les résultats ont été peu probants : nous avons obtenu 48 heures après l'injection de la toxine une légère hypertension vasculaire. Nous avons de plus confirmé les recherches de MM. Cadiot et Roger relativement à l'action sudorale, et enfin les effets négatifs ou à peu près obtenus, ont prouvé que des quantités variables de bouillons de culture, ou de produits, ne déterminent aucune manifestation, et que les troubles sont donc dus à l'action spéciale de la toxine injectée et non au véhicule qui la porte.

CHAPITRE VI

Action des produits solubles sécrétés par le Bacillus heminecrobiophilus.

Le *bacillus heminecrobiophilus* isolé, cultivé, étudié pour la première fois en 1889 par M. le professeur Arloing, sécrète des produits solubles, dont une grande partie des propriétés physiologiques ont déjà été signalées par le même auteur.

Nous avons repris ces expériences avec du bouillon stérilisé et filtré, dans lequel avaient végété de nombreuses colonies de ce germe. Nos résultats ont été identiques à ceux de M. le professeur Arloing; toutefois dans notre expérimentation nous avons insisté sur quelques points particuliers, qui rapprochent singulièrement cette toxine de celles déjà connues.

EXPÉRIENCE I. — Février 1889.

(Communiquée par M. le professeur Arloing.)

Agneau : bon état. Pression : 132 millimètres. Pouls : 140 pulsations. Respiration : 18 mouvements.

Une injection de 4 centimètres cubes de culture filtrée de *bacillus heminecrobiophilus*, est poussée dans la veine jugulaire.

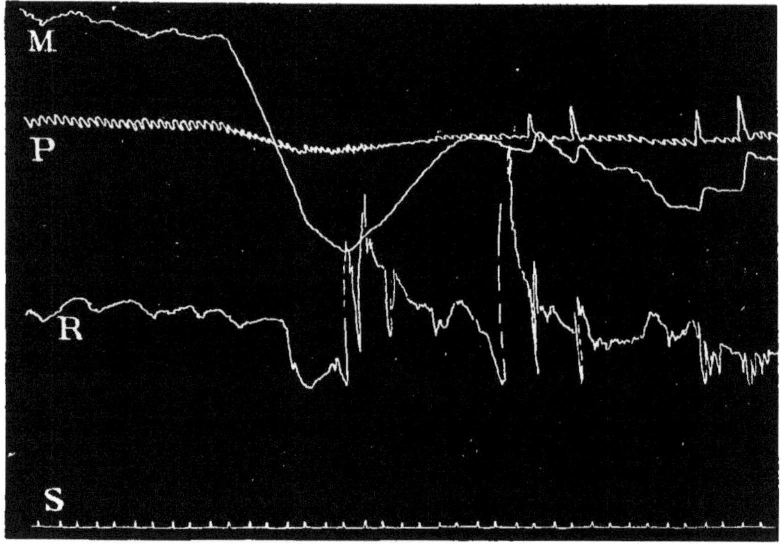

Fig. 42. — Produits solubles du *bacillus heminecrobiophilus*. (Exp. I, Agneau.) État des grandes fonctions immédiatement après l'injection intraveineuse de 4 cc. (S : secondes. R : respiration. P : Pouls. M : pression). Grandeur naturelle. (Communiqué par M. le prof. Arloing.)

Presque immédiatement survient une chute brusque de pression (fig. 42) qui atteint progressivement le niveau inférieur de 38 mil-

limètres, pendant que le pouls se ralentit sensiblement, 60 pulsations à la minute, et présente des intermittences. La respiration est légèrement accélérée (fig. 43).

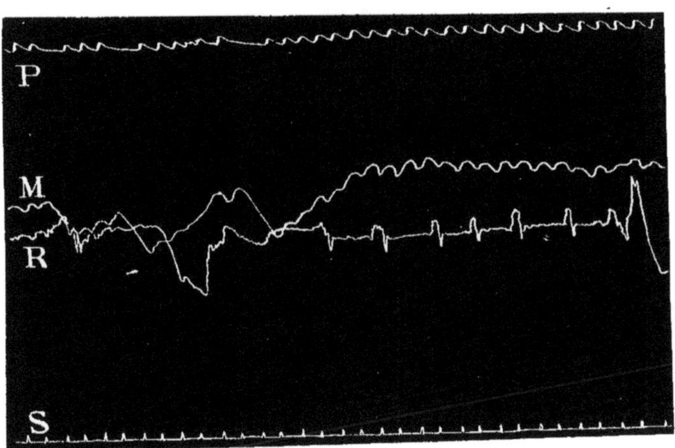

Fig. 43. — État des grandes fonctions après l'injection de 4 cc. de produits solubles de *bacillus heminecrobiophilus*. (Grandeur naturelle. Communiqué par M. le prof. Arloing.)

Cet état se maintient environ 3 minutes et demie ; puis la pression remonte assez rapidement, le cœur s'accélère et tout rentre dans l'ordre, sauf le pouls qui demeure un peu ralenti (90 pulsations).

Une nouvelle injection de 4 centimètres cubes de la même substance est faite.

Immédiatement il ne se produit rien de notable sur les grandes fonctions. La pression se maintient à son niveau et ne présente pas la chute qui avait suivi la première injection.

Toutefois au bout de 4 à 5 minutes survient un affaiblissement avec accélération du pouls et une légère tendance à l'hypotension artérielle.

Le tracé qui nous a été communiqué par M. le professeur Arloing, est un de ceux sur lesquels il s'est appuyé pour ses communications sur le *bacillus heminecrobiophilus*.

L'agneau a succombé.

EXPÉRIENCE II

(Communiquée par M. le professeur Arloing.)

Chien bien portant. Etat normal des grandes fonctions. Pression 147 millimètres.

Une injection de 3 centimètres cubes de bouillon stérilisé où ont végété des cultures de *bacillus heminecrobiophilus*, est poussée dans la veine jugulaire.

Presque immédiatement nous assistons à une chute de pression qui atteint le niveau minima de 44 millimètres.

Bientôt ces premiers effets sont suivis d'un retour à l'état normal.

Trois nouvelles injections de 3, 4 centimètres cubes chacune ne produisent plus de modifications sur le système circulatoire. Nous observons là les effets d'accoutumance que nous avons signalés pour la pneumobacilline, relevés dans l'observation précédente et que nous retrouverons dans la suivante.

Toutefois la dose totale de 15 centimètres cubes reçue par l'animal paraît, au bout d'un certain temps, avoir amené de l'hypotension. Malheureusement l'expérience faite à un autre point de vue n'a pas été poussée assez longtemps pour permettre de nettement constater ce phénomène. Nous le retrouverons dans l'expérience suivante.

L'animal a survécu.

EXPÉRIENCE III. — 24 janvier 1895.

Chien : 14 kilogrammes. Bon état. Pression : 157 millimètres. Pouls : 108 pulsations. Respiration : 18 mouvements.

A 3 heures injection de 2 cc. 5 de produits solubles de *bacillus heminecrobiophilus*, dans la veine jugulaire.

30 secondes après le début de l'injection, chute de la pression qui arrive à 88 millimètres ; le pouls à ce moment est affaibli et accéléré (fig. 44).

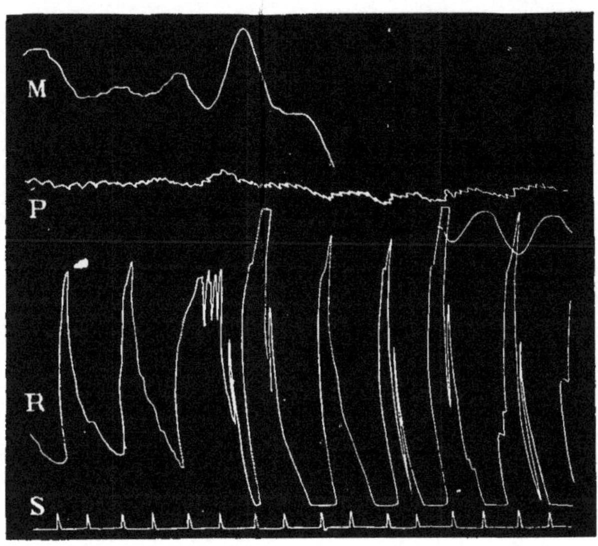

Fig. 44. — Produits solubles du *baccillus heminecrobiophilus* (Exp. III). Chien. État des grandes fonctions immédiatement après une injection intraveineuse de 2 cc. 5 de produits solubles. (S : secondes. R : respiration enregistrée avec le pneumographe direct. P. Pouls. M . pression.) (5/6 de grandeur naturelle.)

60 secondes après la première injection, la pression remonte, le cœur se renforce et se ralentit progressivement et simultanément. La durée des mouvements respiratoires dépasse la normale mais a moins d'amplitude.

30 minutes après la première injection la pression oscille autour de 152 millimètres. Le pouls est à 66 pulsations.

Nouvelle injection de 5 centimètres cubes dans la veine jugulaire.

Aucune modification ne se produit dans les grandes fonctions : la respiration semble plus ample (fig. 45).

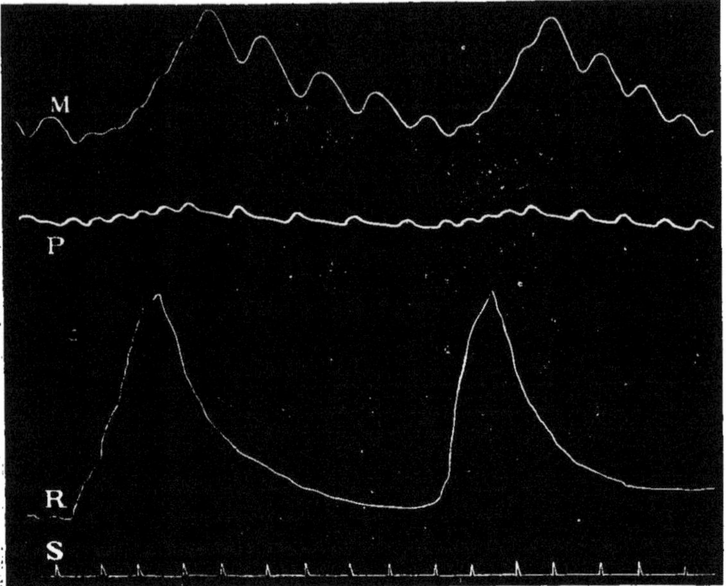

Fig. 45. — État des grandes fonctions 1 minute après une nouvelle injection de 5 cc. de produits solubles de *bacillus heminecrobiophilus*. (5/6 de grandeur naturelle).

Nouvelle injection de 10 centimètres cubes dans la veine jugulaire.

Rien d'apparent : le tracé a un aspect normal.

L'animal a reçu jusqu'à présent 17 cc. 5 de culture filtrée de *bacillus heminecrobiophilus*.

1 h. 45 minutes après la première injection on relève une légère hypotension artérielle. La pression est à 136 millimètres.

Nouvelle injection massive de 15 centimètres cubes dans la veine jugulaire.

Cette dose amène très passagèrement un léger relèvement de la pression.

2 h. 15 minutes après la première injection, et 30 minutes environ après la dernière, on voit que la pression est à 118 millimètres, le pouls est très affaibli (fig. 46).

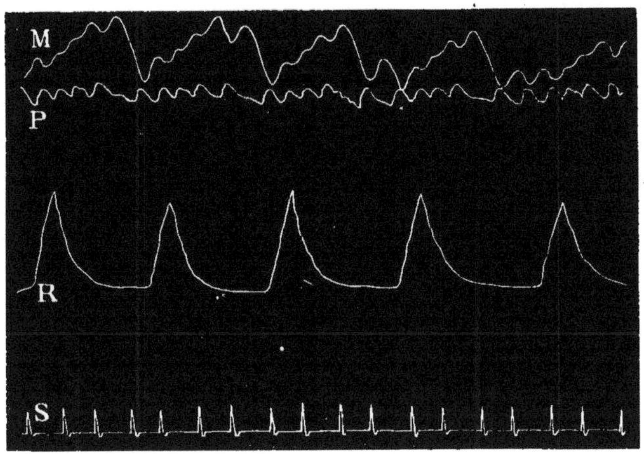

Fig. 46. — État des grandes fonctions 30 minutes après une injection massive de 15 cc. de produits solubles de *bacillus heminecrobiophilus*, et une totale de 22 cc. 5. (5/6 de grandeur naturelle.)

A la fin de l'expérience qui a duré 3 heures, l'animal ayant reçu en plusieurs fois 32 cc. 5 de bouillon stérilisé où a végété une culture de *bacillus heminecrobiophilus*, l'état des grandes fonctions est peu modifié. Il y a une tendance à la vaso-dilatation et la chute de pression s'accentue de plus en plus mais lentement.

Ces résultats démontrent que dans les toxines sécrétées par le *bacillus heminecrobiophilus*, comme dans la pneumobacilline, il faut reconnaître des effets appartenant à un poison, et des effets relevant d'une diastase, comme on le prévoyait déjà dans le travail de M. le professeur Arloing.

Caractères généraux. — Nous avons remarqué sur ce

chien du tremblement musculaire, un abrutissement, une somnolence intense, de la diarrhée, de la salivation, des nausées suivies de vomissements.

Ces manifestations graves se sont vite dissipées et le sujet s'est rapidement rétabli.

Nous signalerons enfin un fait qui démontre combien sont complexes les éléments actifs des toxines. Les dernières injections partielles faites 1 h. 1/2 environ après la première, ont produit chaque fois non plus de l'hypotension, mais un relèvement passager de la courbe manométrique.

CHAPITRE VII

Résumé des effets physiologiques déterminés par les produits solubles du Bacillus heminecrobiophilus.

En parcourant avec attention les expériences faites avec les produits solubles du *bacillus heminecrobiophilus*, il est aisé de se convaincre des nombreuses affinités qui les relient avec la pneumobacilline. Ces produits exercent sur les grandes fonctions une action très analogue, soit immédiatement, soit consécutivement.

Dans les trois observations que nous présentons, nous avons toujours vu une première injection de bouillon stérilisé, dans lequel ont végété des colonies du *bacillus heminecrobiophilus*, provoquer une chute brusque et considérable de pression. Le manomètre de 152 millimètres est descendu aux niveaux inférieurs de 88 millimètres, 48 millimètres, 38 millimètres. En même temps le pouls se modifiait, mais un peu différemment suivant les sujets.

Chez l'agneau, à mesure que l'hypotension se manifestait le nombre de pulsations diminuait de fréquence. Dans l'expérience III, au contraire, où nous opérions sur le chien, les phénomènes cardiaques étaient semblables à ceux relatés avec la pneumobacilline : le pouls s'accélérait en raison directe de la baisse de pression. Cet état d'hypotension et de trouble des pulsations se maintenait pendant une durée variant de 2 à 5 minutes, puis peu à peu tout rentrait dans l'ordre.

A ce moment, des doses nouvelles de 8, 15, 32 centimètres cubes de bouillon toxique peuvent être injectées, *sans modifier en rien les fonctions*. Chaque injection partielle ou totale, consécutive à la première, *ne détermine aucun trouble apparent de la pression et du pouls*. C'est l'exacte reproduction du phénomène d'accoutumance observé avec la pneumobacilline.

Donc, l'injection d'une première dose de produits solubles de *bacillus heminecrobiophilus* provoque des modifications graves des grandes fonctions, les injections ultérieures ne font plus rien, du moins immédiatement.

Après un laps de temps plus ou moins long, quels phémènes voyons-nous survenir ?

Dans l'expérience I, nous remarquons qu'après l'introduction d'une nouvelle dose de produits toxiques, des manifestations se produisent ; c'est surtout une tendance à l'hypotension, qui s'établit lentement. Malheureusement l'expérience, n'étant pas faite à ce point de vue particulier, a été arrêtée presque de suite.

Ce qui nous permet de supposer que les troubles ont dû être considérables, c'est que l'animal est mort.

Le chien de l'expérience II a montré lui aussi une

hypotension lente, progressive, s'installant au bout de quelque temps, après une période silencieuse, et une dose de 15 centimètres cubes.

Quant au sujet observé dans l'expérience III, nous l'avons suivi pendant plusieurs heures, enregistrant avec soin les modifications qui semblaient survenir du côté des grandes fonctions. Nous avons constaté que 3 heures après la première injection de 2 cc. 5 de produits solubles, l'animal, ayant reçu en plusieurs fois une quantité totale de 32 cc. 5 de toxine, présentait des phénomènes intéressants.

La pression ne montrait plus de chute brusque, mais elle baissait lentement, progressivement, presque sans oscillations, de manière à atteindre le niveau de 110 millimètres. Le pouls a été en s'affaiblissant constamment.

Des troubles sécrétoires portant sur les glandes salivaires et intestinales se sont montrés pendant l'expérience; de même qu'avec la pneumobacilline les animaux paraissaient, après l'introduction du poison, plongés dans une somnolence analogue à celle produite par les narcotiques, des nausées suivies d'efforts infructueux ou de vomissements étaient la règle.

Malheureusement, aucune autopsie ne nous a permis d'établir la nature des lésions déterminées dans l'organisme, par les produits solubles du *bacillus heminecrobiophilus.*

De ceci, il semble résulter que ces substances ont sur l'économie, comme poison, une action très analogue à celle de la pneumobacilline, mais beaucoup moins énergique. L'intoxication, de même qu'avec les produits sécrétés par le *bacillus liquefaciens bovis,* revêt deux phases très nettes. Une première, immédiate suivant le contact initial du poison avec le système nerveux, provoquant des troubles à grands fracas du côté des grandes fonctions. Ces phénomènes disparaissent en quelques minutes.

Une seconde période consécutive à l'introduction de nouvelles doses, provoquant, après une phase silencieuse plus ou moins marquée, des symptômes graves, et un peu différents de ceux primitivement observés. — Ces manifestations s'établissent lentement, progressivement, puis disparaissent peu à peu et le sujet revient à son état normal.

CHAPITRE VIII

De la période latente des empoisonnements par les toxines du Bacillus liquefaciens bovis et du Bacillus heminecrobiophilus

Quand on injecte dans la veine d'un animal un poison ordinaire, strychnine, acide cyanhydrique, atropine, etc., des troubles physiologiques se manifestent presque immédiatement. Leur intensité est plus ou moins grande, suivant la dose injectée, et la mort survient si la quantité est suffisante. Si, au contraire, la dose n'est pas exagérée, les symptômes toxiques s'améliorent progressivement, à mesure que l'élimination se produit, et la guérison survient.

Avec les poisons microbiens, il n'en est plus de même.

Certains, comme les toxines de la diphtérie, lancés dans le torrent circulatoire, ne produisent immédiatement après l'injection rien de bien apparent, ni de bien sérieux. Mais à la suite d'une phase silencieuse de durée variable surviennent des troubles graves, s'exagérant progressivement pour aboutir souvent à une issue fatale. C'est ce qu'ont nettement démontré les travaux de MM. Courmont et Doyon, et Enriquez et Hallion.

D'autres toxines produisent des modifications fonctionnelles, coïncidant presque avec leur introduction dans la veine, mais dont les premiers effets disparaissent rapidement pour faire place à une période de calme pendant laquelle le sujet semble complètement rétabli. Ce n'est le plus souvent qu'un rétablissement apparent: 24, 36, 48 heures après, parfois davantage, des symptômes toxiques réapparaissent différents des premiers par quelques-uns de leurs caractères, mais surtout par leur marche.

Pendant cette période silencieuse, correspondant à une véritable phase d'incubation, il est curieux de constater que non seulement l'état général du sujet n'a rien d'inquiétant, mais que l'injection de nouvelles doses ne réveille plus les troubles du début, à grand fracas; leur action se borne à activer l'apparition des troubles secondaires.

Avec les toxines du *bacillus liquefaciens bovis*, et du *bacillus heminecrobiophilus*, nous avons constaté, entre le moment de l'injection veineuse et l'apparition des signes vrais d'intoxication, une véritable phase latente, pendant laquelle l'animal ne semblait aucunement avoir reçu le poison qui devait le tuer quelques heures après.

Nous croyons, et c'est le fait général qui nous paraît ressortir de ce que nous avons observé, que dans l'empoisonnement par les toxines microbiennes, il y a lieu de compter non seulement sur des effets immédiats, qui peuvent manquer, mais encore sur des troubles éloignés, provenant soit de la transformation des toxines, soit de sécrétions organiques, anormalement produites par leur seule présence dans l'économie.

Les produits solubles du *bacillus liquefaciens bovis* et du *bacillus heminecrobiophilus* agissent suivant deux modes différents :

1° Comme des poisons ordinaires dans la production des effets primitifs qui leur sont propres et qui suivent immédiatement l'injection.

2° Comme des diastases ou ferments solubles, dans la production des effets qui n'apparaissent qu'à la suite d'une période latente ou d'incubation.

Dans cet empoisonnement, comme dans le tétanos, une action fermentiscible paraît se développer. Mais comment l'expliquer ?

A côté de la substance toxique, existe-t-il, dans la masse des produits solubles, un ferment élaborant aux dépens de l'organisme le poison particulier qui agit au bout d'un certain temps ? Ceci peut être vrai pour la toxine tétanique dont les effets ne semblent pas proportionnels à la quantité injectée et paraissent relever d'un ferment.

Mais pour la toxine diphtéritique, comme l'ont montré MM. Courmont et Doyon, et la pneumobacilline ainsi que nous l'avons dit, les effets se manifestent en raison directe de la dose injectée. Pourquoi ne pas supposer, dans ces cas, qu'il n'existe dans la toxine qu'un seul poison, qui, une fois introduit dans l'organisme, déterminerait les troubles, à grands fracas, à son premier contact. Pendant la phase silencieuse, ce poison se transformerait en substance provoquant des perversions nutritives et amenant les éléments cellulaires à élaborer les produits modificateurs.

CONCLUSIONS

L'étude expérimentale des trois produits solubles particulièrement décrits dans ce travail, et les considérations générales découlant naturellement des faits spéciaux observés, justifient la division de nos conclusions en quatre paragraphes.

§ I

Modifications fonctionnelles produites par les substances solubles du Pneumobacillus liquefaciens bovis.

1° D'une manière générale, d'après l'étude des troubles circulatoires et des lésions qu'elle détermine, la toxine du *pneumobacillus liquefaciens bovis* se distingue des autres par un pouvoir vaso-dilatateur considérable.

De ce côté, elle ne le cède en rien à la toxine diphtéritique, étudiée au même point de vue MM. par Courmont et Doyon. Comme cette dernière, elle détermine très rapidement des lésions congestives, inflammatoires et hémorragiques des viscères, particulièrement de l'intestin qui, chez les animaux injectés est rempli de sang presque pur et incoagulé. Toutefois la pneumobacilline ne produit pas, comme la toxine diphtéritique, une prolifération aussi abondante des cellules épithéliales, ni une entérite aussi prononcée.

2° Tous les animaux domestiques y compris le chien, malgré son immunité naturelle presque absolue au virus de la péripneumonie, bien démontrée par M. Arloing, éprouvent les effets généraux des produits solubles du *pneumobacillus liquefaciens bovis.*

Cependant il existe des degrés dans leur sensibilité.

Nous avons observé, après M. Arloing, la susceptibilité toute spéciale du bœuf, dont les troubles respiratoires et nerveux sous l'influence du poison, sont autrement plus intenses que chez le chien.

3° Dans le détail, les manifestations physiologiques et toxiques déterminées par les produits solubles du *bacillus liquefaciens bovis* se divisent assez nettement en trois phases :

a) Une série d'accidents immédiatement ou presque immédiatement consécutifs à la première injection intraveineuse : troubles vaso-moteurs et cardiaques, hypotension artérielle, altération du rythme respiratoire, hypersécrétions glandulaires diverses, vomissements fugaces ou état nauséeux, excitation motrice des fibres musculaires lisses, dépression nerveuse, tendance au sommeil et narcose apparente.

Chez les sujets particulièrement sensibles à l'action de la pneumobacilline, comme le bœuf et la chèvre (Arloing), ou si la dose est suffisante, ces premiers accidents peuvent être assez rapidement mortels. Ceci, toutefois, est rare.

b) Les premiers accidents s'atténuent progressivement et assez vite, pour faire place à une période de calme plus ou moins complet, pendant laquelle l'animal semble rétabli ou marcher vers le rétablissement. Cette période silencieuse, d'importance et de durée variables, ne représente habituellement qu'un intervalle de repos relatif séparant la première phase de la seconde.

c) Quelques heures plus tard, des manifestations toxiques, ayant beaucoup d'analogie avec celles des premiers accidents, réapparaissent. Parmi les troubles qui dominent la scène, nous remarquons principalement une vaso-dilatation progressive et exagérée, des phénomènes digestifs graves, diarrhée, vomissements continus, parfois aralysies plus ou moins généralisées.

4° Les symptômes caractéristiques de chacune de ces trois phases peuvent se mélanger plus ou moins, mais cette division dans la marche de l'empoisonnement est toujours très nettement indiquée.

En se servant de produits solubles peu actifs et injectés en doses modérées, on sépare très bien ces périodes par un intervalle silencieux assez long.

§ II

Modifications fonctionnelles produites par les substances solubles du bacille de la morve.

1° D'une manière générale la malléine brute se présente comme un modificateur cardiaque, vasculaire, hypersécrétoire, nerveux. Les solipèdes sont proportionnellement beaucoup plus sensibles que les autres animaux, le chien en particulier, à ses différents effets.

2° Une injection intraveineuse détermine immédiatement l'hypersécrétion sudorale (solipèdes), salivaire (chien) et intestinale. En même temps : ralentissement du cœur avec renforcement notable de son énergie, élévation, parfois considérable, de la pression vasculaire.

3° Dans la période secondaire de l'intoxication, moins distincte de la première qu'avec la pneumobacilline, le cœur s'accélère en s'affaiblissant, pendant que la pression artérielle tombe lentement et graduellement au-dessous de la normale.

4° L'analyse des tracés apprend que l'hypertension du début doit être rapportée, en partie à des actions vaso-constrictives, en partie au renforcement de l'énergie du cœur.

§ III

Modifications fonctionnelles produites par les substances solubles du Bacillus heminecrobiophilus.

1° Dans les manifestations générales de ces produits, auxquels l'agneau est particulièrement sensible (Arloing, certains caractères rappellent les effets de la pneumobacilline. Les accidents immédiats, consécutifs au premier contact avec le poison, sont moins marqués.

2° Les produits solubles du *bacillus heminecrobiophilus* agissent surtout comme des poisons diastasiques. C'est quelques heures seulement après l'évanouissement des accidents immédiats que les troubles graves surviennent : dépression nerveuse, nausées, vomissements, vaso-dilatation avec congestions viscérales généralisées.

§ IV

Application et généralisation de nos résultats à la physiologie des toxines microbiennes.

1° L'action des produits précédents, surtout de la pneumobacilline, confirme le double rôle de poison et de ferment joué par les sécrétions microbiennes une fois introduites dans l'organisme par voie veineuse.

Le rôle de *poison* se manifeste dans la production des

effets immédiats; le rôle de *ferment* dans l'apparition des effets secondaires qui évoluent lentement, après une phase silencieuse ou d'incubation, de durée variable.

2° L'existence de cette période latente nettement mise en lumière pour la première fois par MM. Courmont et Doyon avec la tétano-toxine, puis retrouvée par ces mêmes auteurs et MM. Enriquez et Hallion pour la toxine diphtéritique, est aujourd'hui encore démontrée par nos expériences avec la pneumobacilline. Cette substance possède, en effet, la double propriété de ferment soluble et de poison.

3° Etant donnée la diversité des produits solubles élaborés par les microbes, on peut supposer que ce ne sont pas les mêmes éléments chimiques de la masse totale qui jouent le double rôle de poison et de ferment. Dans une même sécrétion il y peut exister soit un poison direct, soit un ferment, soit l'un et l'autre de ces agents.

4° Cependant s'il y a lieu d'admettre que les accidents secondaires, consécutifs à la phase d'incubation, résultent de sécrétions anormales par perversion nutritive des cellules de l'organisme au contact du ferment, on peut supposer aussi que la masse de toxine injectée possède une action dans la production des poisons élaborés ultérieurement.

L'indication de cette particularité se trouve dans ce fait que certaines toxines à action fermentative semblent agir un peu proportionnellement à la dose injectée (toxine diphtéritique, Courmont et Doyon; pneumobacilline, expériences ci-dessus).

BIBLIOGRAPHIE

S. Arloing. — De l'existence d'une matière phlogogène dans les bouillons de culture et dans les humeurs naturelles où ont vécu certains microbes. *Acad. des sciences*, 7 mai 1888.

— Essai de détermination de la matière phlogogène sécrétée par certains microbes. *Acad. des sciences*, 18 juin 1888.

— Congrès de la tuberculose, 1888.

— Effets physiologiques généraux des substances produites par le *bacillus heminecrobiophilus* dans les milieux de culture naturels ou artificiels. *Acad. des sciences*, 4 mars 1889.

— Effets zymotiques locaux des substances solubles contenues dans les cultures du *bacillus heminecrobiophilus*. *Acad. des sciences*, 11 mars 1889.

— Remarques sur les diastases sécrétées par le *bacillus heminecrobiophilus* dans les milieux de culture. *Acad. des sciences*. 2 décembre 1889.

— Remarques sur les propriétés zymotiques de certaines sécrétions microbiennes. *Acad. des sciencs*, 1890.

— *Des virus*, 1891.

S. Arloing. — Les propriétés attribuées à la tuberculine de Koch (avec MM. Rodet et Courmont). *Revue scientifique*, août 1891, et *Bulletin des travaux de l'Université de Lyon*, 1892.

— Influence des produits de culture du staphylocoque doré sur le système nerveux vaso-dilatateur et sur la sécrétion du pus. *Acad. des sciences*, 7 septembre 1891.

— *Leçons sur la tuberculose et certaines septicémies*, Paris, 1892.

— De l'influence des filtres minéraux sur les liquides contenant des substances d'origine organique. *Acad. des sciences*, 1892.

— Sur la présence et la nature de la substance phlogogène dans les cultures liquides ordinaires du *bacillus anthracis*, *Acad. des sciences*, 1892.

— Etude sur le pouvoir pathogène des pulpes de betteraves ensilées. *Acad. des sciences*, 14 novembre 1892.

— Des moyens de diminuer le pouvoir pathogène des pulpes de betteraves ensilées. *Acad. des sciences*, 12 décembre 1892.

— Nouveaux aperçus sur les propriétés pathogènes des matières solubles fabriquées par le microbe de la péripneumonie contagieuse des bovidés, et leur valeur dans le diagnostic des formes chroniques de cette maladie. *Acad. des sciences*, 30 janvier 1893.

— *Compte rendu de la Société centrale de médecine vétérinaire*, 23 février et 23 novembre 1893.

— Pneumobacille et pneumobacilline, *Congrès international d'hygiène de Budapest*, septembre 1894.

— Sur les poisons bactériens, septembre 1894.

— Un mot sur l'origine de la sérumthérapie. *Lyon médical*, mars 1895.

— Sur quelques particularités non encore signalées de l'action des toxines diphtéritiques sur le cheval, *Société de médecine de Lyon*, 29 avril 1895.

Bary. — Virchows Archiv. Bd 114, 1889.

Bouchard. — Association française pour l'avancement des sciences. *Congrès de Grenoble*, 1885.

— *Les auto-intoxications*, 1887.

— Elimination par les urines dans les maladies infectieuses, de matières solubles, morbifiques ou vaccinantes. *Acad. des sciences*, 4 juin 1888.

— Rôle des poisons d'origine microbienne dans les maladies infectieuses. *Gaz. hebd. de médecine*, 22 février 1889.

— Action des produits sécrétés par les microbes pathogènes (hommage à la Faculté de médecine, à l'occasion du 6e centenaire de l'Université de Montpellier), 22 mai 1890. *Les microbes pathogènes*.

— Essai d'une théorie de l'infection. Communication au *10e Congrès international de médecine*, Berlin, 1890.

— Examen des doctrines de l'inflammation. *Semaine médicale*, 15 avril 1891.

— *Leçons professées à la Faculté de médecine de Paris*, mai-juin 1891.

— Action des produits sécrétés par les microbes pathogènes. *Acad. des sciences*, 2 juin 1890.

— Action vaso-motrice des produits bactériens. *Acad. des sciences*, 6 octobre 1891.

— Action des toxines microbiennes sur les vaisseaux. *Acad. des sciences*, 26 octobre 1891.

Baumgarten. — *Jahresb. u. de. Fortich. in Lehre von Pathog. mikroorg.*, 1888.

— *Lehre von Pathog, mikroorg.*, 1890.

Brieger. — *Microbes, ptomaines et maladies*, trad. de Roussy et Winter, 1887.

Bocklisch. — *Jahresbericht der Berl. Chem. Gesellsch.*, Bd. XX.

Cadiot et Roger. — Action de la tuberculine et de la malléine sur la sécrétion sudorale. *Soc. biologie*, 22 juillet 1893.

Camara Pestana. — De la diffusion du poison du tétanos dans l'organisme. *Soc. biologie*, 27 juin 1891.

Chantemesse et Widal. — Immunité contre le virus de la fièvre typhoïde, conférée par des substances solubles. *Soc. biologie*, 3 mars 1888.

Chantemesse et Widal. — Paralysie expérimentale par les produits solubles de culture. *Soc. biologie*, 3 mars 1888.

Charrin. — *La maladie pyocyanique*, 1889.

— Des toxines microbiennes ; leur action sur la fièvre. *Acad. des sciences*, 26 octobre 1891.

— Aperçu sur le rôle des substances toxiques dans les phénomènes de l'organisme. *Semaine médicale*, 1892.

— Humeurs et sécrétions dans l'infection expérimentale. *Soc. biologie*, 18 février 1893.

— *Les sécrétions de la cellule bactérienne*, 1894.

Charrin et Gamaléia. — Action des produits microbiens sur l'inflammation. *Acad. des sciences*, 2 juin 1890.

— Sur l'inflammation. *Soc. biologie*, 5 juillet 1890.

Charrin et Gley. — Les produits microbiens et les nerfs vasodilatateurs. *Acad. des sciences*, 28 juillet 1890.

— Recherches expérimentales sur l'action des produits sécrétés par le bacille pyocyanique sur le système vaso-moteur. *Archives de physiologie*, 1890 et 1891.

— A propos de l'action exercée par les produits solubles du bacille pyocyanique sur le système nerveux vaso-moteur. *Soc. biologie*, 25 juillet 1891.

— Note préliminaire sur quelques différences dans l'action physiologique des produits du bacille pyocyanique. *Soc. biologie*, 26 novembre 1892.

— Action des substances microbiennes sur les appareils nerveux vaso-dilatateurs chez les animaux vaccinés. *Soc. biologie*, 25 novembre 1893.

Charrin et Guignard. — Influence exercée sur la maladie charbonneuse par l'inoculation du bacille pyocyanique. *Acad. des sciences*, 8 avril 1889.

Charrin et Le Noir. — Propriétés vaso-dilatatrices des urines des tuberculeux. *Soc. biologie*, 22 juillet 1893.

Charrin et A. Ruffer. — Sur l'élimination par les urines des matières solubles vaccinantes fabriquées par les microbes en dehors de l'organisme. *Acad. des sciences,* 15 octobre 1888.

Charrin et A. Ruffer. — Sur l'élimination par les urines des matières solubles morbifiques fabriquées par les microbes en dehors de l'organisme. *Soc. biologie*, 20 octobre 1888.

— Les matières solubles vaccinantes dans le sang des animaux. *Soc. biologie*, 16 février 1889.

Chauveau. — *Acad. des sciences*, 10 novembre 1879.

Courmont. — Substances solubles favorisantes fabriquées par un bacille tuberculeux. *Soc. biologie*, 21 décembre 1889.

— Les substances solubles prédisposantes à l'action pathogène de leurs microbes producteurs. *Thèse de Lyon*, 1891.

Courmont et Dor. — Les cultures liquides du bacille tuberculeux de Koch contiennent des produits solubles vaccinants. *Soc. biologie*, 22 novembre 1890.

Courmont et Doyon. — Marche des contractures dans le tétanos expérimental chez les solipèdes. *Soc. biologie*, 24 décemcembre 1892.

— Pathogénie des contractures du tétanos. *Archives de physiologie*, janvier 1893.

— La substance toxique qui engendre le tétanos résulte de l'action, sur l'organisme récepteur, d'un ferment soluble fabriqué par le bacille de Nicolaïer. *Soc. biologie*, 11 mars 1893.

— La substance toxique qui engendre le tétanos résulte de l'action, sur l'organisme récepteur, d'un ferment soluble fabriqué par le bacille de Nicolaïer. *Soc. biologie*, 10 juin 1893.

— La substance soluble qui engendre le tétanos résulte de l'action, sur l'organisme récepteur, d'un ferment soluble fabriqué par le bacille de Nicolaïer. *Soc. biologie*, 8 juillet 1893.

— De la production du tétanos chez la pouleet de la création artificielle de l'immunité chez cet animal. *Soc. biologie*, 21 octobre 1893.

Courmont et Doyon. — Sur une nouvelle conception pathogénique du tétanos, dite théorie du ferment soluble. *Revue de médecine*, 10 janvier 1894.

— Influence comparée du poison tétanique sur l'excitabilité des systèmes nerveux moteur et sensitif. *Archives de physiologie*, 2 avril 1894.

— Marche de la température dans l'intoxication diphtéritique expérimentale. *Soc. biologie*, 2 février 1895.

— Des lésions intestinales dans l'intoxication diphtéritique expérimentale. *Soc. biologie*, 2 février 1895.

Dixon Mann. — *Médic. Chron.* March. London, 1888.

Emile Berger. — Action des toxines sur la sécrétion lacrymale. *Soc. biologie*, 14 avril 1894.

Enriquez et Hallion. — Ulcère gastrique expérimental par toxine diphtéritique. *Soc. biologie*, 23 décembre 1893.

— Myélite expérimentale par toxine diphtéritique. *Soc. biologie*, 21 avril 1894.

— Rein granuleux expérimental avec hypertrophie du cœur par toxine diphtéritique. *Soc. biologie*, 8 décembre 1894.

— Sur la période d'incubation dans les empoisonnements par toxines microbiennes. *Soc. biologie*, 29 décembre 1894.

Feltz (Léon). — De l'exaltation de la virulence du bacille du charbon et du staphylocoque doré par les produits filtrés du bacterium coli. *Soc. biologie*, 15 décembre 1894.

Féré (Charles). — Sur l'influence des toxines microbiennes introduites dans l'albumen de l'œuf de poule, sur l'évolution de l'embryon. *Soc. biologie*, 28 avril 1894.

— De l'influence des toxines microbiennes sur l'évolution de l'embryon du poulet. *Soc. biologie*, 5 mai 1894.

— De la résistance de l'embryon de poulet à certaines toxines microbiennes introduites dans l'albumen de l'œuf. *Soc. biologie*, 16 juin 1894.

Gamaléia. — *Les poisons bactériens.*

Gauthier (A.). — *Chimie de la cellule vivante*, 1894.

Gilbert. — Des poisons produits par le bacille intestinal d'Escherich. *Soc. biologie*, 25 février 1893.

Gilbert. — De l'action des toxines du bacillus coli communis sur la grenouille. *Soc. biologie*, 6 mai 1893.

Guinard et J. Artaud. — De la période latente des empoisonnements par injections veineuses de toxines microbiennes. *Soc. biologie*, 3 mars 1895.

— Sur quelques effets physiologiques déterminés par les produits solubles du pneumobacillus liquefaciens bovis. *Soc. biologie*, 16 mars 1895.

— Étude comparée de certaines modifications cardio-vasculaires produites par la malléine et la tuberculine. *Soc. biologie*, 6 avril 1895.

Hoffa. — Zur Lehre der Sepsis und des Milzbrandes. *Archiv. f. klin. Chirurg.* Bd. XXXIX, H. 2, 1889.

Leber. — *Bericht des VII period. ophtalm. Congr. Heidelberg*, 1888. Wiesbaden, Bergmann.

Massart et Bordet. — Le chimioataxisme des leucocytes et l'infection microbienne. *Annales de l'Institut Pasteur*, 1891.

— De l'influence des produits microbiens sur la circulation. *Soc. biologie*, 17 octobre 1891.

Morat et Doyon. — Action physiologique des produits sécrétés par le bacille pyocyanique. *Lyon médical*, mai 1891.

Mosny et Marcano. — De l'action de la toxine du staphylocoque pyogène sur le lapin, et des infections secondaires qu'elle détermine. *Acad. des sciences*, 26 novembre 1894 et *Semaine médicale*, 28 novembre 1894.

Pasteur. — *Acad. des sciences*, 26 avril 1880.

— *Acad. des sciences*, 3 mai 1880.

Rodet et Courmont. — Étude sur les produits solubles favorisants sécrétés par le staphylocoque pyogène. *Soc. biologie*, 21 mars 1893.

— Étude expérimentale des substances solubles toxiques élaborées par le staphylocoque pyogène, *Revue de médecine*, février 1893.

Roger. — De la production par les microbes pathogènes de substances solubles qui favorisent leur développement. *Soc. biologie*, 27 juillet 1889.

Roger. — Action des produits solubles du streptocoque de l'érysipèle. *Soc. biologie*, 4 juillet 1891.

— Poison cardiaque d'origine microbienne. *Soc. biologie*, 28 janvier 1893.

— Action de quelques toxines microbiennes sur le cœur. *Soc. biologie*, 18 février 1893.

— Poison cardiaque d'origine microbienne. *Archives de physiologie*, avril 1893.

Rosenbach et Kreibohm — *Archiv. f. klin. Chir.* Bd. XXXVII, 1888.

Roux et Chamberland. — De l'immunité contre la septicémie conférée par des substances solubles. *Annales de l'Institut Pasteur*, décembre 1887.

Roux et Yersin. — Contribution à l'étude de la diphtérie. *Annales de l'Institut Pasteur*, 1888 et 1889.

Toussaint. — *Acad. des sciences*, 15 avril 1878.

Thiéry. — Contribution à l'étude des alcoloïdes microbiens et physiologiques. *Thèse de Paris*, 1889.

Vaughan. — *Medical News*, 9 juin 1888.

Nous signalerons enfin les travaux de Brieger et Fraenkel, Knud Faber, Nicolaïer et Rosenbach, Weyl et Kitasato, Tizzoni et Cattani, Vaillard et Vincent, sur la tétano-toxine ; ceux de Manfredi et Traversa, sur la toxine de l'érysipèle ; de Strauss et Gamaléia, sur le poison tuberculeux.

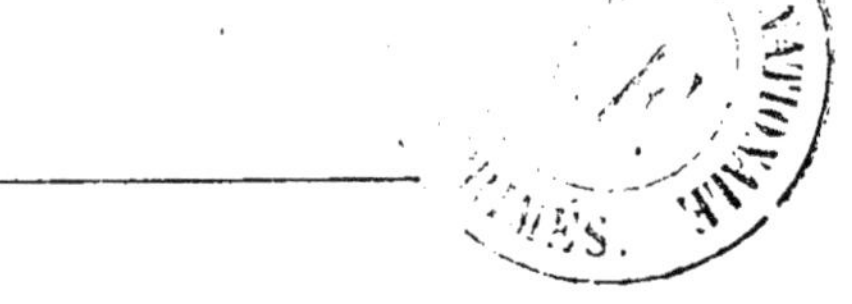

TABLE

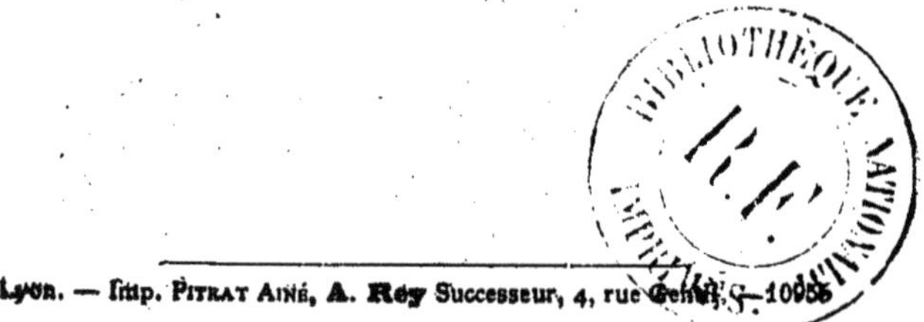

Lyon. — Imp. PITRAT AINÉ, A. Rey Successeur, 4, rue Gentil. — 1095

ADENOT (E.). **Des méningites microbiennes**. 1 vol. gr. in-8, 157 pages avec figures . . . . 3 fr. 50

BOCQUILLON-LIMOUSIN. **Formulaire de l'antisepsie et de la désinfection**. 1893, 1 vol. 18, avec figures, cartonné . . . . . . 3 fr.

BOUCHARD (Ch.). **Les microbes pathogènes**, par Ch. BOUCHARD, professeur à la Faculté de médecine de Paris, membre de l'Institut. 1892, 1 vol. in-16, de 304 pages *(Bibliothèque scientifique contemporaine)*. . 3 fr. 50

BROUARDEL, GILBERT et GIRODE. **Traité de médecine et de thérapeutique**, par BROUARDEL, doyen de la Faculté de médecine de Paris, membre de l'Institut; A. GILBERT, professeur agrégé à la Faculté de médecine de Paris, médecin de l'hôpital Broussais, et J. GIRODE, médecin des hôpitaux de Paris. 1895-1896 10 vol. in-8 de 750 pages, avec figures. Prix de chaque volume. . . . . 12 fr.

BURLUREAUX. **La pratique de l'antisepsie dans les maladies contagieuses et en particulier dans la tuberculose**, 1 vol. in-18 jés. de 300 pages, cartonné. . . . . 5 fr.

DELEFOSSE. **La pratique de l'antisepsie dans les maladies des voies urinaires**. 1893, 1 vol in-18 jés., avec 50 fig., cartonné. . 4 fr.

DUCLAUX (E.). **Le lait**, études chimiques et microbiologiques, par E. DUCLAUX, membre de l'Institut, professeur à la Faculté des sciences. *2e édition augmentée* de notes sur le rôle des microbes. 1894, 1 vol. in-16, avec figures. . . . . 3 fr. 50

GUINOCHET. **Les eaux d'alimentation**, épuration, filtration, stérilisation, par le Dr GUINOCHET, pharmacien de l'hôpital de la Charité. 1894, 1 vol. in-18 jésus de 370 pages, avec 52 figures, cartonné *(Encycl. de chimie indust.)*. . . . . 5 fr.

HALLOPEAU. **Traité élémentaire de pathologie générale**, par H. HALLOPEAU, professeur agrégé à la Faculté de médecine de Paris. *4e édition*, 1893, 1 vol. in-8 de 918 pages, avec 176 figures noires et colorées . 13 fr.

LEFERT. **Aide-mémoire de pathologie générale et de bactériologie**. 1 vol. in-18, cart.. . . . . 3 fr.

— **La pratique journalière de la médecine dans les hôpitaux de Paris** (Maladies microbiennes et parasitaires). 1895, 1 vol. in-8, 300 pages, cartonné . . . . 3 fr.

MACÉ (E.) **Traité pratique de bactériologie** par E. MACÉ, professeur à la Faculté de Nancy. *2e édition*. 1882, 1 vol. in-8 de 744 pages, avec 201 figures. . . . . 10 fr.

PONCET. **Les microbes des eaux** de Vichy, asepsie des eaux minérales. 1895, 1 vol. gr. in-8, 175 pages, avec 26 pl. . . . . 7 fr.

RODET (A.). **La variabilité des microbes**, par A. RODET, agrégé à la Faculté de médecine de Lyon. 1895, 1 vol. gr. in-8, 216 pages. . . 6 fr.

ROUX (G.). **Précis d'analyse microbiologique des eaux**, par le Dr Gabriel Roux, directeur du bureau municipal de Lyon. 1892, 1 vol. in-18 jésus de 404 pages, avec 97 figures, cartonné . . . . 5 fr.

SCHMITT (J.). **Microbes et maladies**, par le Dr SCHMITT, professeur à la Faculté de médecine de Nancy. 1 vol. in-16 de 300 pages, avec 24 figures *(Biblioth. scient. contemp.)* . . . . 3 fr. 50

SCHWARTZ (Ed.). **La pratique de l'asepsie et de l'antisepsie en chirurgie**, par Ed. SCHWARTZ, professeur agrégé de la Faculté de Paris, chirurgien des hôpitaux. 1893, 1 vol. in-18 jésus de 380 pages, 51 figures, cartonné. . . . . 6 fr.

VINAY. **Manuel d'asepsie**. Stérilisation et désinfection par la chaleur. 1 vol. in-18 jésus de 532 pages, avec 74 figures, cartonné . . . . . 8 fr.

Lyon. — Imp. PITRAT AINÉ, A. Rey Successeur, 4, rue Gentil. — 10955

ADENOT (E.). **Des méningites microbiennes**. 1 vol. gr. in-8, 157 pages avec figures . . . . 3 fr. 50

BOCQUILLON-LIMOUSIN. **Formulaire de l'antisepsie et de la désinfection**. 1893, 1 vol. 18. avec figures, cartonné . . . . . . 3 fr.

BOUCHARD (Ch.). **Les microbes pathogènes**, par Ch. BOUCHARD, professeur à la Faculté de médecine de Paris, membre de l'Institut. 1892, 1 vol. in-16, de 304 pages *(Bibliothèque scientifique contemporaine)*. . 3 fr. 50

BROUARDEL, GILBERT et GIRODE. **Traité de médecine et de thérapeutique**, par BROUARDEL, doyen de la Faculté de médecine de Paris, membre de l'Institut; A. GILBERT, professeur agrégé à la Faculté de médecine de Paris, médecin de l'hôpital Broussais, et J. GIRODE, médecin des hôpitaux de Paris. 1895-1896 10 vol. in-8 de 750 pages, avec figures. Prix de chaque volume. . . . . 12 fr.

BURLUREAUX. **La pratique de l'antisepsie dans les maladies contagieuses et en particulier dans la tuberculose**, 1 vol. in-18 jés. de 309 pages, cartonné. . . . . 5 fr.

DELEFOSSE. **La pratique de l'antisepsie dans les maladies des voies urinaires**. 1893, 1 vol in 18 jés., avec 50 fig., cartonné. . 4 fr.

DUCLAUX (E.). **Le lait**, études chimiques et microbiologiques, par E. DUCLAUX, membre de l'Institut, professeur à la Faculté des sciences. *2e édition augmentée* de notes sur le rôle des microbes. 1894, 1 vol. in-16, avec figures. . . . . 3 fr. 50

GUINOCHET. **Les eaux d'alimentation**, épuration, filtration, stérilisation, par le Dr GUINOCHET, pharmacien de l'hôpital de la Charité. 1894, 1 vol. in-18 jésus de 370 pages, avec 52 figures, cartonné *(Encycl. de chimie indust.)*. . . . . 5 fr.

HALLOPEAU. **Traité élémentaire de pathologie générale**, par H. HALLOPEAU, professeur agrégé à la Faculté de médecine de Paris. *4e édition*, 1893, 1 vol. in-8 de 918 pages, avec 176 figures noires et colorées . 13 fr.

LEFERT. **Aide-mémoire de pathologie générale et de bactériologie**. 1 vol. in-18, cart.. . . . . 3 fr.

— **La pratique journalière de la médecine dans les hôpitaux de Paris** (Maladies microbiennes et parasitaires). 1895, 1 vol. in-8, 300 pages, cartonné . . . . 3 fr.

MACÉ (E.) **Traité pratique de bactériologie** par E. MACÉ, professeur à la Faculté de Nancy. *2e édition*. 1882, 1 vol. in-8 de 744 pages, avec 201 figures. . . . . 10 fr.

PONCET. **Les microbes des eaux** de Vichy, asepsie des eaux minérales. 1895, 1 vol. gr. in-8, 175 pages, avec 26 pl. . . . . 7 fr.

RODET (A.). **La variabilité des microbes**, par A. RODET, agrégé à la Faculté de médecine de Lyon. 1895, 1 vol. gr. in-8, 216 pages. . . 6 fr.

ROUX (G.). **Précis d'analyse microbiologique des eaux**, par le Dr Gabriel Roux, directeur du bureau municipal de Lyon. 1892, 1 vol. in-18 jésus de 404 pages, avec 92 figures, cartonné . . . . 5 fr.

SCHMITT (J.). **Microbes et maladies**, par le Dr SCHMITT, professeur à la Faculté de médecine de Nancy. 1 vol. in-16 de 300 pages, avec 24 figures *(Biblioth. scient. contemp.)* . . . . 3 fr. 50

SCHWARTZ (Ed.). **La pratique de l'asepsie et de l'antisepsie en chirurgie**, par Ed. SCHWARTZ, professeur agrégé de la Faculté de Paris, chirurgien des hôpitaux. 1893, 1 vol. in-18 jésus de 380 pages, 51 figures, cartonné. . . . . 6 fr.

VINAY. **Manuel d'asepsie**. Stérilisation et désinfection par la chaleur. 1 vol. in-18 jésus de 532 pages, avec 74 figures, cartonné . . . . . 8 fr.

Lyon. — Imp. PITRAT AINÉ, A. Rey Successeur, 4, rue Gentil. — 10955